胃腸をあたためると心の不調が消える

心も体も自然と元気になる食事と暮らし

漢方コンサルタント
国際中医専門員
櫻井大典

JN047658

Gakken

はじめに

心が弱っているあなた、胃腸も弱っていませんか？

胃腸をあたためると心《こころ》の不調が消える――。

「え？　どういうこと？」「胃腸と心が関係してるの？」「胃腸をあたためるって、どうやって？」と、疑問を抱きながら本書を手に取ってくださったことと思います。

胃腸をあたためるとはどういうことか、どんな方法であたためるのかについては、本編で詳しくお伝えしていきますが、胃腸と心の関係については最初にはっきりお答えしておきましょう。

私たちの胃腸と心は、密接につながっています。ですから、胃腸が元気ならば、心も元気な状態で過ごせます。その反対に、胃腸が疲弊すると、心も元気をなくし、うつうつ、イライラ、くよくよ、ビクビク、だるだる、ざわざわ、おろおろ、モヤモヤ……といった感情をコントロールするのが難しくなります。

胃腸が調子を崩すと、それに連動して心の調子も悪くなる。そう言われても、胃腸の状態が心に影響するなんて、今ひとつピンとこないかもしれませんね。

では、その逆はどうでしょう？　**強い緊張や不安、ストレスなどがあると、胃がキリキリと痛くなったり、お腹が下ったり、食事がのどを通らない**こともありますよね。心に負荷がかかると胃腸にさまざまな不調が起こることは、多くの方が経験していることでしょう。

つまり、**心の状態は胃腸に影響を与えるし、その関係は一方通行ではなく双方向で、胃腸が不調になれば心にも不調が起きる**のです。

心と体はみなさんが思っているより、ずっと密接に連動し、互いに影響し合っています。〝心だけ不調で、体は元気〟ということはありません。心が不調なら、体にも何かしらの不調が生じているはずです。

ここまで読んで、ご自身の胃腸の状態が気になった方は、まずは次のページの**【胃腸のお疲れ度チェック】**で、あなたの胃腸の状態を確認してみましょう。

☑ 胃腸のお疲れ度チェック

当てはまる症状・習慣にチェックを入れてみましょう。

チェックA

- □ 口の周りの吹き出物や、唇の乾燥がある
- □ 口の中がベタついたり、変な味がする
- □ 口臭が気になる
- □ 体や顔のたるみが気になる
- □ むくみやすい
- □ あざができやすい
- □ 猫背になりがち
- □ よく頬杖《ほおづえ》をつく
- □ 寝起きからだるい
- □ 朝はあまりお腹が空かない
- □ 食後に眠くなる
- □ 寝ているときによだれが出やすい

□寝ているときに悪夢をよく見る
□太ったりやせたりしやすい
□雨の日は体調が悪い

チェックB

□糖質制限のために、ご飯を食べない、または減らしている
□たんぱく質が不足しないように、肉をたくさん摂っている
□早食いしがち
□味の濃いものが好き
□よく甘いものを食べる
□よく冷たいものを飲む（アルコールも含む）
□仕事が忙しく、あまり休んでいない
□運動習慣がない

いかがでしたか？

ひとつでもチェックがついた方は、ずばり胃腸が疲れています。今すぐ胃腸をあたためて元気にしてあげたい、そんな状態です。

「特に胃が痛いとか感じていないけど？」「毎日ちゃんと便通があるのに？」「お腹が冷えているような感じはないけど？」という方もいらっしゃるかもしれませんが、それだけでは胃腸の調子が万全とは言えません。

チェックリストの各項目については本編で解説していきますが、最初に少しだけ種明かしすると、**Aの項目は、すべて胃腸が弱ったときに体に起こりやすいこと**です。食後に眠くなるのは当たり前だと思っている方も多いのですが、そんなことはありません。また、口の中や口の周りのトラブルは、胃腸の弱りの顕著なサインです。

Bの項目は、どれも胃腸を弱らせる原因となることです。早食いが胃腸に負担をかけることはわかりやすいと思いますが、糖質制限やたんぱく質の摂取は、一般的には健康にいいとされていますよね。ダイエット目的で厳しく糖質を制限したり、意識して肉をたくさん摂っている方もいらっしゃるでしょう。でも、これらは注意しないと、胃腸にダメージを与えてしまうのです。

冷たいものを飲んだり、食べたりすることも、胃腸には大打撃です。氷入りの飲み物や、かき氷、アイスクリームはもちろん、実はキンキンに冷えたものでなくても、体温よりも冷たいものは胃腸に負担をかけてしまいます。スムージーやヨーグルト、生野菜サラダ……、腸活のためにと毎日食べていませんか？

もしかすると、**そうした食生活があなたの胃腸を弱らせ、それがメンタル不調の一因になっているかもしれない**のです。

〝体は心の器〟なので、体から整えましょう

私は漢方家として、さまざまな不調に悩む方々からの健康相談に応じながら、XなどのSNSを通じて、ゆる〜く実践できる健康法や心の持ちようなどを日々発信しています。

お伝えしている健康法は、**中医学《ちゅういがく》（東洋医学のひとつで、数千年の歴史を持つ中国の伝統医学）の考え方をベース**にしたものですが、私はそこにアメリカで学んだ心理学や代替医療の考えなども取り入れています。**東洋医学と西洋医学のよいところをミックス**し、わかりやすく実践しやすいことを伝えようと心がけています。

本業の漢方相談では、オンラインや対面で相談者さんのお悩みに応えています。食事や生活習慣の改善をアドバイスしたり、漢方薬を提案したりして、これまでのべ4万5千件以上の不調改善をサポートしてきました。

そこでも常にお伝えしているのが、心と体はつながっているという話です。

漢方相談にいらっしゃる方が抱える不調は、ひとつではありません。まず、もっとも困っている症状、真っ先に解消したい不調についてお尋ねするのですが、そのお悩みが、生理痛や肩こり、頭痛、めまい、肌荒れといったものでも、詳しく聞いてみると、胃腸にも不調がみられます。あまり食欲がわかないことや、胃痛、軟便といった症状が当たり前になっている方も多く、胃腸の調子についていは、トラブルがない人はいないと言ってもいいくらいです。

さらにその方の今の仕事や家庭の状況、生活習慣などを聞いていくと、強いストレスを抱えていたり、情緒が不安定、熟睡できないといったメンタルに関わる不調も併発していることがほとんど。

このように、体のこの部分だけが不調、ということはなく、部分が胃腸をはじめとする体全体に影響し、さらに体の不調が心にも影響を及ぼしているのです。

また、漢方相談を受けていると、前述のように体に出ている不調の理由を探る過程で、人間関係のトラブルやストレスの原因についてなど、かなり深刻な心のお悩みを打ち明けられることが多々あります。物理的な体の症状だけをみているわけではないのです。

ただそういったメンタル面のお悩みを聞くのは、中医学を生業とする人間にとっては不思議なことではありません。

なぜなら、最初にお伝えしたとおり中医学では心と体は密接につながっており、〝体は心の器〟と考えるからです。

体が心をやさしく包み込んでいるようなイメージで、体が元気でどっしりと安定していれば、その中にある心も元気で安定するし、体が調子を崩せば、心も調子を崩します。

同様に、内側にある心が元気であれば、その外側の体も元気な調子のいい状態を維持できます。

心と体との関係を心と胃腸に置き換えて具体例を挙げるなら、明るい気持ちのときには食欲がわくし、暗い気持ちになれば食欲が落ちる。

また、ドカ食いしたり、食事を抜いたりして胃腸が弱ると心は不安定になるし、胃腸に負担の少ない食事を摂っていれば、心は安定するのです。

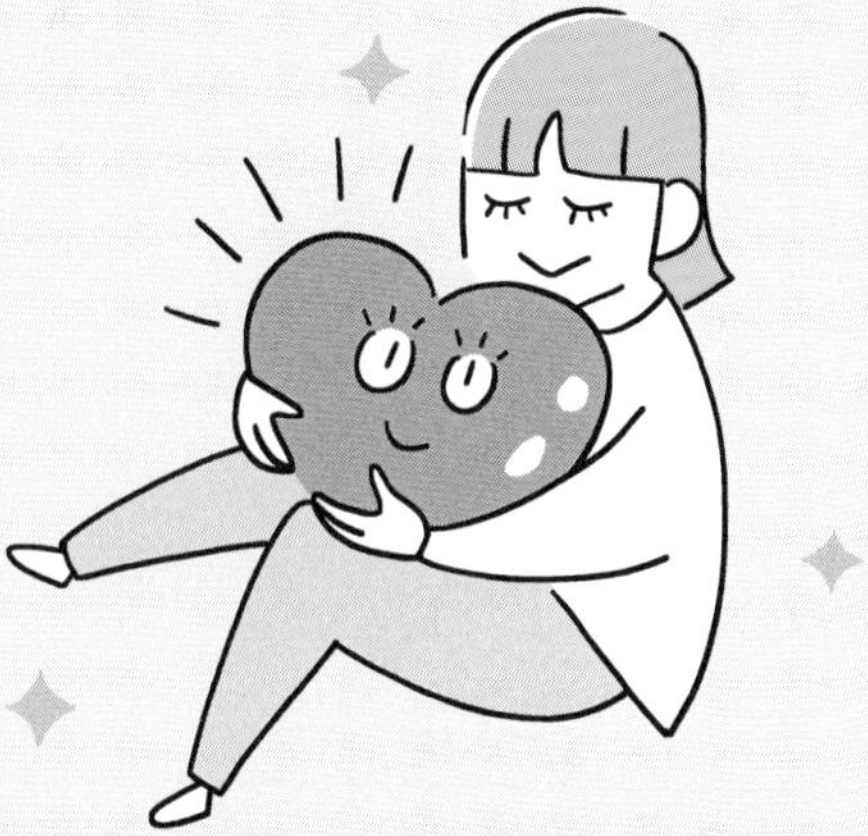

心と体が密接につながって連動し、相互に影響し合っている、ということをなんとなくご理解いただけたでしょうか。

では、心の不調はどんな方法で改善すればいいのでしょう。

心は目に見えない、触《さわ》れない、だからこそメンタルを整えるのは難しいのですが、それならば体のほうにアプローチすればいいのです。

心と胃腸はこんなにも影響し合っているのですから、胃腸の調子を整えて元気にしていけば、それにつられて自然にメンタルの調子も整っていく、というわけです。

メンタル弱めの私自身が、食べ物を変えることで変化を実感

実は私自身、もともとメンタルが強くありません。些細なことで悩んだり、落ち込んだりしますし、イライラが収まらないこともよくあります。

ストレスを抱えると、わかりやすく体にも症状が出ます。

たとえば、手の発汗が止まらない、動悸《どうき》がする、落ち着きがなくなりじっとしていられない。胸のあたりが苦しくなってきて、息が深く吸えない、といったことが起こります。

そうした症状に加えて、お腹が空かない、食べてもふた口ぐらいで止まってしまう、まるでゴムを食べているみたいに味がしない。そういった**食事に関係する症状が出たら、ストレスで胃腸が弱っているな、と自覚**します。

そんなとき、中医学で学んだ知恵を実践しています。

メンタルが落ちてるな、胃腸の調子が悪いなと思ったら、まずはここ数日の出来事や食生活を振り返ります。すると、これかなという問題が見つかるので、食べ物・食べ方をちょっと変えて、胃腸にアプローチしてみるのです。

そうしたことを繰り返すうちに、メンタルや胃腸が不調になっても長引くことがなくなりました。

また、**胃腸をいたわることで、以前よりメンタルが安定した**と感じています。

これまで食べてきたものが、今の体を作っています。食べたものは臓器や筋肉、骨、皮膚などになり、体が元気に動くためのエネルギーにもなります。ですから、もし今、どこかに不調を感じているなら、まず食べ物を変えてみましょう。今のあなたに合った食べ物を取り入れれば、それが不調の原因となっていることを改善する原料になります。

つまり、**食べ物によって、体を新たに作り変えることができるし、その原料をきちんと消化吸収するためにも、胃腸を元気にすることが欠かせない**のです。

中医学の知恵をひもとけば、胃腸の調子を整えて元気に働くようにする方法はたくさんあります。本書のタイトルにある〝胃腸をあたためる〟は、その最たるものですし、胃腸

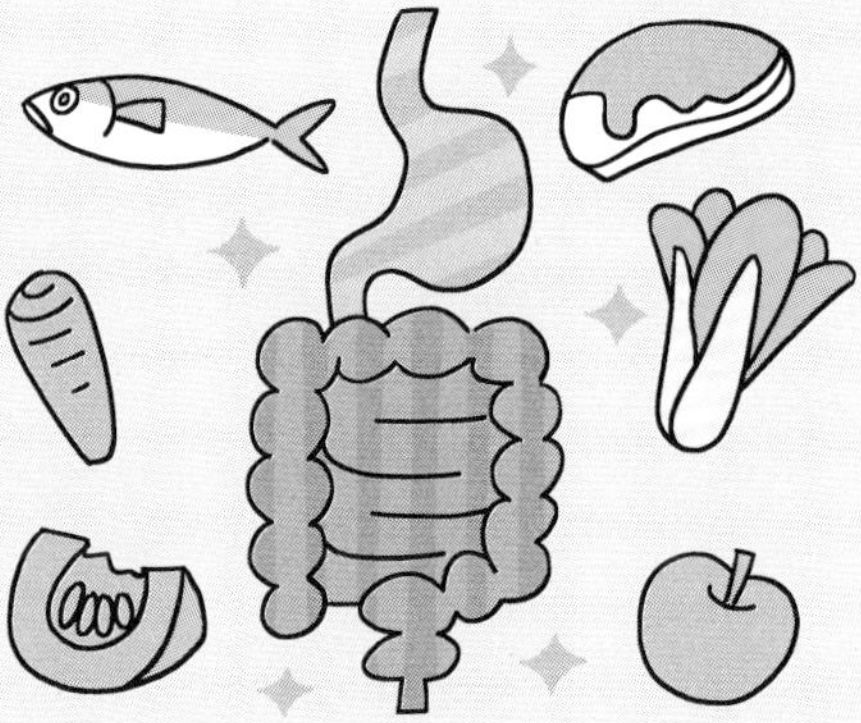

をいたわる食べ方、胃腸を元気にする食材はもちろん、食事だけでなく胃腸を元気にするための生活の知恵もあります。

さらに本書では、メンタル不調のタイプ別のおすすめ食材、日々の暮らし方や考え方のヒントなどもお伝えします。

もちろん、これらを続けることが逆にストレスになってしまうようでは本末転倒です。

どんな人でも簡単に実践できて続けやすい、ゆる〜い方法ばかりを紹介するので、ご安心ください。

生きていれば、誰でも大小さまざまな問題を抱えたり、事故や災害に見舞われることもあります。

また、情報過多な時代にあって、知りたくもないような暗いニュースを目にしたり、つい他人と自分を比較して落ち込むこともあるでしょう。

そうした日常でのストレスをゼロにすることはできませんが、ストレスと上手に付き合える心と体を作っていくことはできます。

自分を救う食材や生活習慣をひとつでも知っていれば、ここ数日、うつうつするな、イライラするな、情緒が不安定だなというときに、きっと助けになります。

ちょっと困ったときに、対応するページを開いて読めば、ホッと安心できる。

そんな心と体のお守りとして、本書をお役立てください。

櫻井大典

第1章 胃腸が弱ると心も弱る

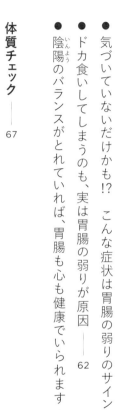

第2章

胃腸と心が元気になる 食事術

第3章 胃腸と心が元気になる 食材事典

胃腸と心が元気になる 食材事典

全員におすすめ

メンタルのタイプ別

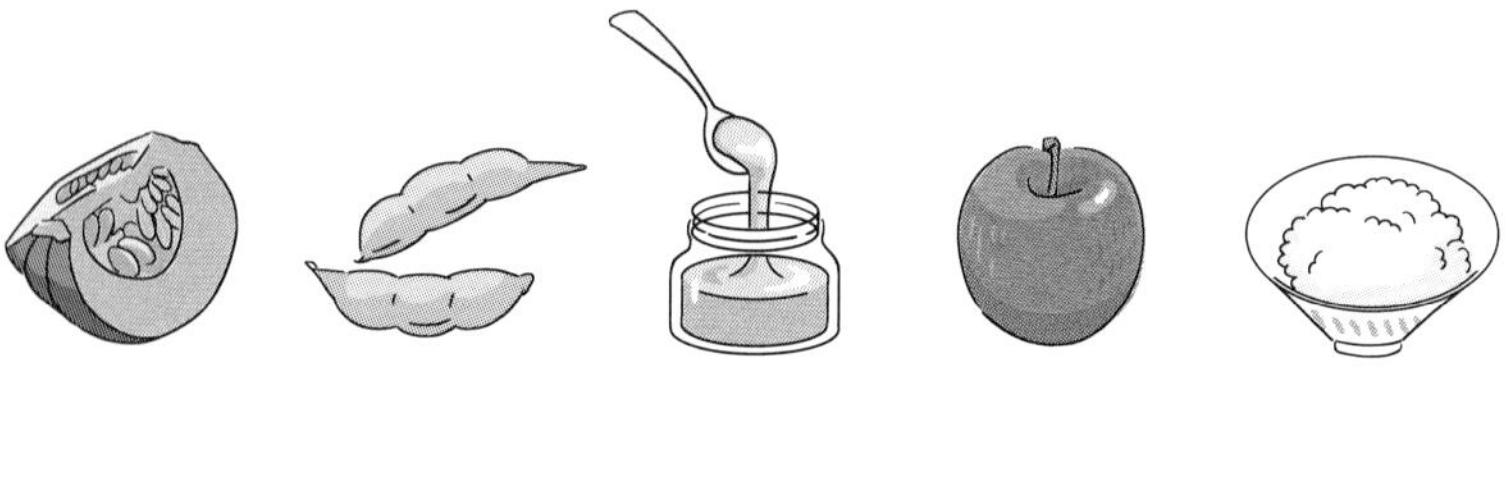

お悩み別

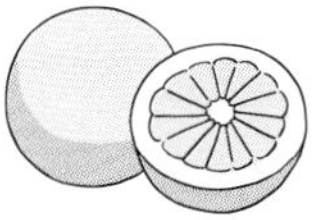
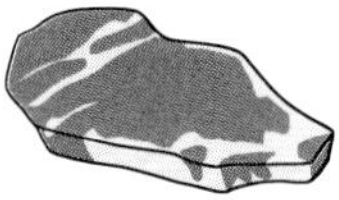
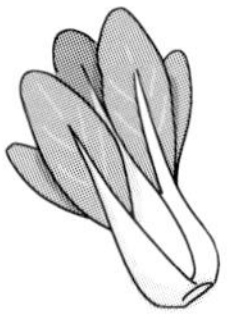
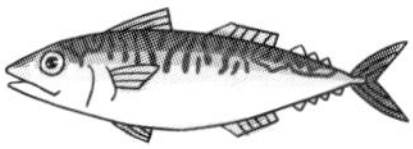

第4章

胃腸と心が元気になる 暮らし方

こころのお悩み相談室

装丁・本文デザイン　田村 梓(ten-bin)
装画・本文イラスト　福田玲子
編集協力　斎藤真知子、出雲安見子

校閲　フライス・バーン
本文DTP　アド・クレール

＊本書でご紹介している食事法などの健康法を実践するにあたって不安や疑問がある場合は、かかりつけ医や専門家にご相談ください。特に、持病がある方、妊娠中・授乳中の方、病気や怪我の治療中の方、食物アレルギーのある方は、事前に医師の判断を仰いでください。
＊不調や症状の状態・程度には個人差があるため、本書の内容がすべての人に当てはまるわけではないこと、効果のあらわれ方についても個人差があることをご了承ください。

第1章

胃腸が弱ると心も弱る

誰がメンタルを病んでもおかしくない時代です

今あなたが抱えているのは、どんな気持ちでしょう？　つらい、苦しい、悲しい、悔しい、怖い……、そんな感情がしばらく続いている方もいれば、気分の浮き沈みを繰り返している方もいることでしょう。

そんなあなたに、最初にこう言わせてください。

今日も生きてる。それだけでえらいです。立派です。

そう言われても「みんなはもっとがんばっているのに」「メンタルが弱いなんて、私はダメな人間だ」と自分を責める気持ちが止められないかもしれません。

ですが、**メンタルの不調は、どんな人にでも起こる可能性がある**ことです。

生きていれば誰でも、対人関係などで何かしらのストレスが生まれます。それに加え近年は、国内では大きな災害が起きたり、海外では戦争やテロ事件が頻発するなど、不安な気持ちにさせる出来事が続いています。そんななかで私たちは、不安をなんとかやり過ごし、暮らしていかなければなりません。

また、SNSの普及によって、他人の私的な情報を目にすることが増えました。その結果、知らなければ起きなかったかもしれない嫉妬、怒り、悪意、モヤモヤした感情が生まれたり、そうした感情を自分に向けられることもあります。

それならSNSに触れなければいいのですが、なかなか難しいですよね。

言ってみれば私たちは、慢性的で静かなストレスに日々さらされているのです。

そんな状況下で、ときにメンタルの調子を崩すのは、決しておかしなことではありません。

空だって、ずっと晴れているわけではなく、曇りも雨も嵐の日もありますよね。私たちの心も揺らぐことがあっていいんです。それは自然なことです。

ただ、心の揺れが過度にならないよう、対処することはできます。そして、揺らぎに翻弄《ほんろう》されすぎない、強いメンタルを作ることもできます。

そのためには、体へのアプローチが有効なのです。

食べるものに意識を向ければ、心の不調は自分で治せます

私の漢方相談では、多くの方が最初に体の不調についてお話しされます。体に起こる変化は気づきやすいし、説明しやすいのかもしれません。

ですが、「疲れがとれない」「眠れない」「よくめまいが起きる」といった体の不調の原因を探るために、生活環境やメンタルの状態を聞いてみると、ほとんどの方が「強いストレスがある」「イライラと落ち込みを繰り返す」「なんだかわからないけれど涙が出てくる」といった、メンタルの不調も抱えています。

つまり、**体の不調を抱えている方の多くは、体だけではなく心にも不調を抱えているの**です。

相談者さんの多くは、心と体が互いに影響を与え合っているとは思っていない、または、「なんとなく関係はしているだろうけど、具体的に不調が出るほど

強くは影響しないだろう」と考えています。

ですが、「はじめに」でもお伝えしたように、中医学の考えでは心と体は密接につながっています。そして、**心と体が影響を及ぼし合っていることが顕著にあらわれるのが、胃腸**です。

なぜ胃腸なのかは次ページからご説明していきますが、できるだけ胃腸が健康な状態でいられるように気をつけていれば、自然とメンタルが安定し、落ち込んだり、イライラしたりすることが減ってくるのです。

また、心の不調は、専門の病院で診察を受けることも大事ですが、改善や予防のために自分でできる対策もあります。**日々食べるものに意識を向ければ、心の不調を自分で立て直すことも十分可能**です。食べたものが栄養となって体を作るのはもちろん、その栄養は、心の安定にも欠かせないからです。

そして、**心の不調を改善するために食事や生活習慣でもっとも大事なのは、食べたものを消化して吸収する胃腸をあたためる**（冷やさない）**こと**なのです。

これから、そのための方法をご紹介していきます。

そのメンタル不調、胃腸から始まっています

なぜ、胃腸の調子を整えることがメンタルの安定につながるのでしょうか。

私の専門である**中医学では〝脾《ひ》〟というものが、体を動かしたり心を安定させるのに欠かせない栄養分を作っている**と考えます。

「どういうこと？　脾って何？」と思いますよね。説明しましょう。

食べたもの、飲んだものが「五臓六腑《ごぞうろっぷ》に染みわたる」と言ったりしますが、この言葉のとおり、**体には五臓というものがあり、私たちの体を動かし、生かしているの**です。**肝《かん》、心《しん》、脾《ひ》、肺《はい》、腎《じん》の5つ**があり、それぞれ担当する役割が決まっていて、五臓が働くことで全身の健康が維持されています。

そのなかでも脾は、西洋医学でいう胃腸のような役割で、食べたり飲んだりしたものを消化吸収し、栄養分を作り出して全身に届ける働きを担っています。

五臓《ごぞう》の働きと、つながりの深い感情

自律神経の働きを調整している。情緒の安定を司り、睡眠にも深く関係する。

つながりの深い感情

怒り

生命力の源で、成長や生殖に関わる。水分の代謝を担う。継続力や持続力、記憶力にも関係する。

つながりの深い感情

恐れ・驚き

全身に血を循環させる。精神活動や感情をコントロールしている。

つながりの深い感情

喜び

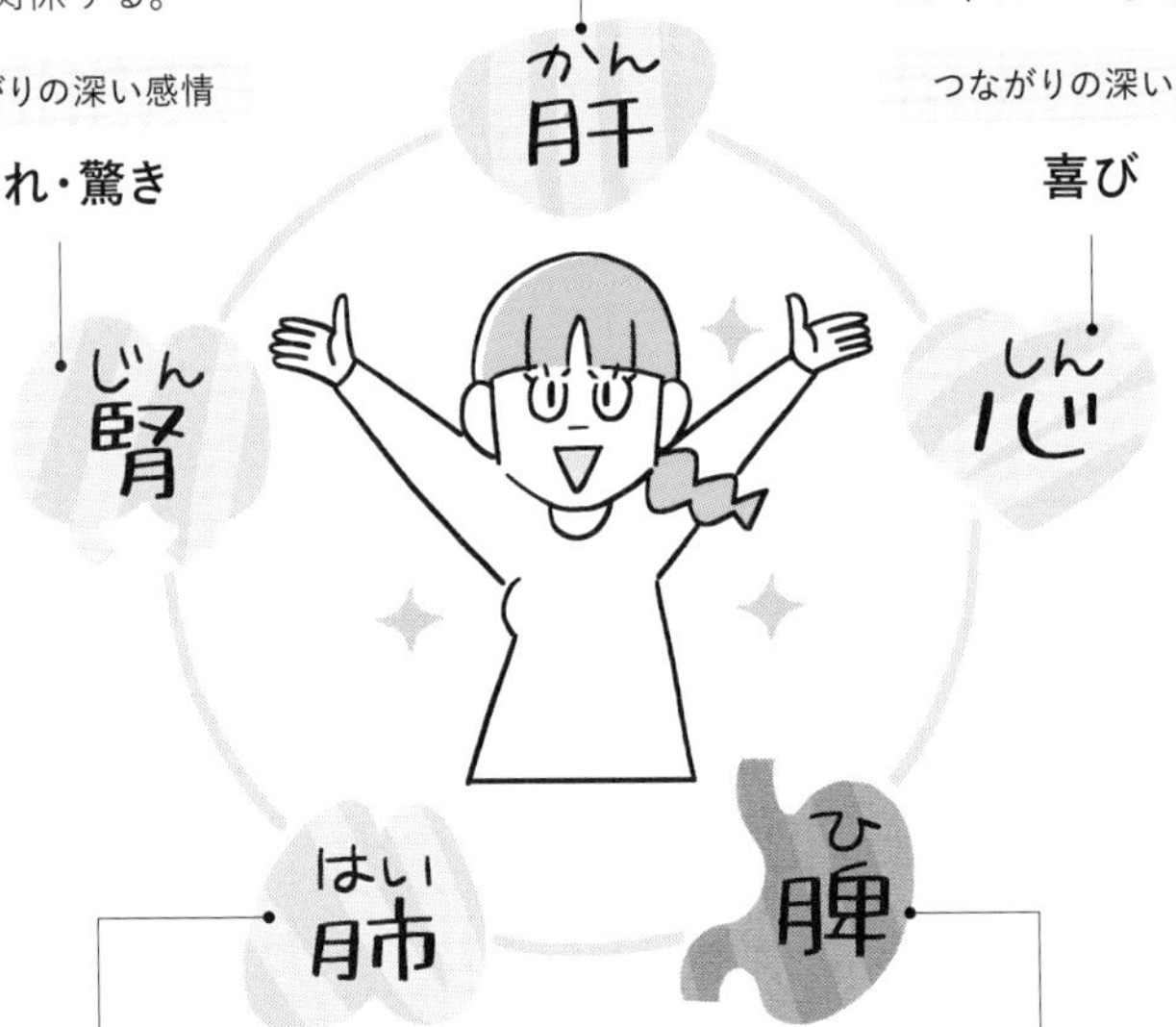

呼吸を司り、病原菌などの外敵の侵入から体を守る働きを持つ。

つながりの深い感情

悲しみ・憂い

胃腸に近い働きで消化吸収を担う。飲食物から作り出した栄養分を全身に届ける。思考力とも関連する。

つながりの深い感情　**思い悩み**

そしてその栄養分をもとにして、ほかの五臓は働いています。

つまり、**脾は、私たちが生きていくうえで、とても重要な役割を担っている**のです。

思い悩む⟷胃腸の不調、という心と胃腸の関係性

五臓の肝、心《しん》、脾、肺、腎は、担当する役割が決まっているだけでなく、関係の深い体の部位や感覚器も決まっています。たとえば、皮膚、骨、筋肉、目、唇、爪、髪などは、それぞれが五臓のいずれかとつながっており、中医学の専門家は、体の各部位の状態を見て、五臓の状態を判断します。

そして面白いことに、体の部位だけでなく、**感情や意識のような目に見えず触れないものも、それぞれ関係の深い五臓が決まっている**のです。

肝は怒り、心《しん》は喜び、脾は思い悩み、肺は悲しみ・憂い、腎は恐れ・驚き、です。それらの感情のいずれかが過度になると、その感情とつながりの深い五臓は消耗し、弱ってしまいます。また逆に、五臓のいずれかが弱ると、その五臓とつ

ながりの深い感情の暴走が起こります。
胃腸にあたる脾は〝思い悩み〟と関係が深いので、心配事や不安なことを考えすぎていると弱ってくるし、その逆で、**暴飲暴食などで胃腸に負担をかけ続けていると、心配な気持ちが強くなったり、不安を覚えやすくなっていきます。**

これが、私たちの胃腸と心が密接につながっている、という理由なのです。

心の状態は胃腸に影響を与えるし、先に胃腸の調子を崩せば心も不安定になる。だからこそ、胃腸の調子を崩さないように心がけ、ケアしていれば、メンタルも安定するのです。

弱々しいさまを〝ひよわ〟と表現しますが、中医学的に見るとこれは〝脾が弱い〟ことと重なります。もともと脾が弱い、または何かで脾を弱らせてしまうと、健康の土台となる栄養分をうまく作れなくなり、体の不調が起きやすく、並行してメンタル不調にもなりやすい、というわけです。

でも、胃腸が弱いという自覚がある人も、ご安心ください。**胃腸もメンタルも、日々の食べ物を意識することで、強くすることができます。**

脾が作る〝気血水《きけつすい》〟は、心と体の元気の源

五臓の脾は、胃腸と同じような働きをしていますが、その働きは、消化吸収だけではありません。私たちが生きるために欠かせない大事な仕事をしています。それは、**〝気血水《きけつすい》〟という心と体を支える栄養分**を作ることです。

気血水について簡単に説明すると、それぞれの働きは次のように分けられます。

〝気《き》〟は生命エネルギーで、元気、やる気の源です。

〝血《けつ》〟は血管内を流れる栄養に富んだ赤い液体。メンタルを安定させる働きもあります。

〝水《すい》〟は体を潤し、溜まった老廃物を排出する働きも担っています。

3つの量がちょうどよく、きれいな状態で体内をスムーズに巡っていると、体調も胃腸の調子もよくなり、メンタルの状態も良好に保つことができます。

気血水の働きと、メンタルの関係

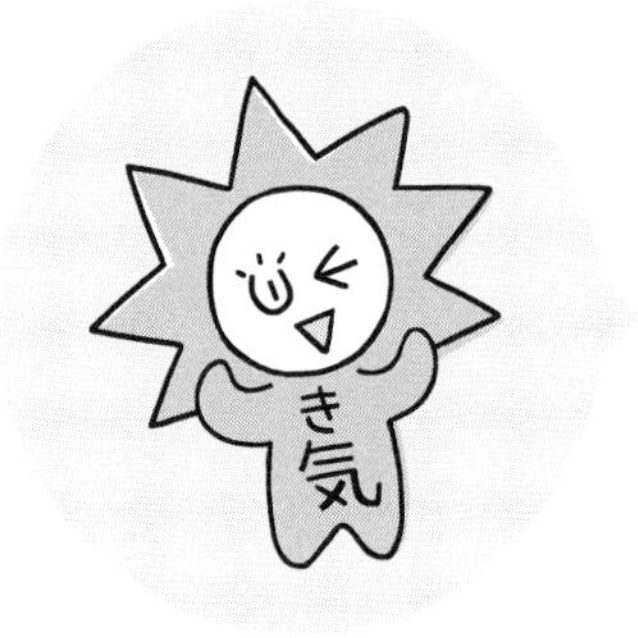

体そのものや、臓器などを動かすエネルギー。体をあたためる、内臓の位置を保つ、体を病原菌などの外敵から守るなど、働きはさまざま。

不足や滞りで起こるメンタル不調

うつうつ、くよくよ、情緒不安定

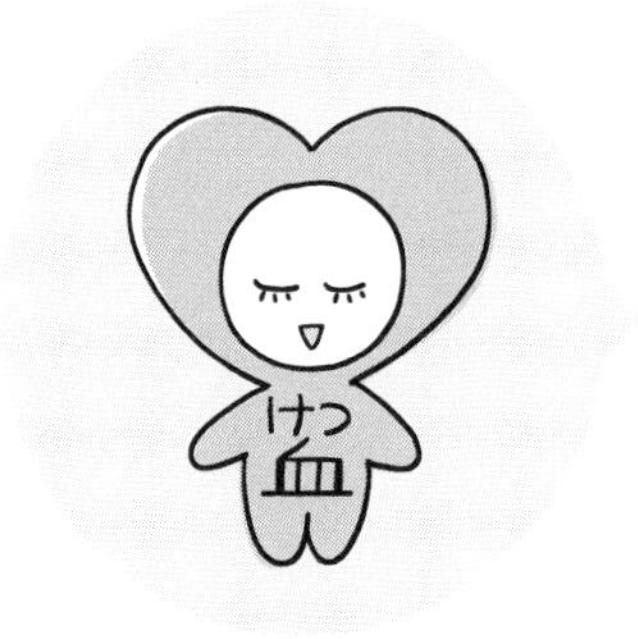

血管内を流れる栄養に富んだ赤い液体。全身を巡り、体の各部に栄養や潤いを与える。メンタルを安定させる働きも持つ。

不足や滞りで起こるメンタル不調

ドキドキ、ビクビク、不安感

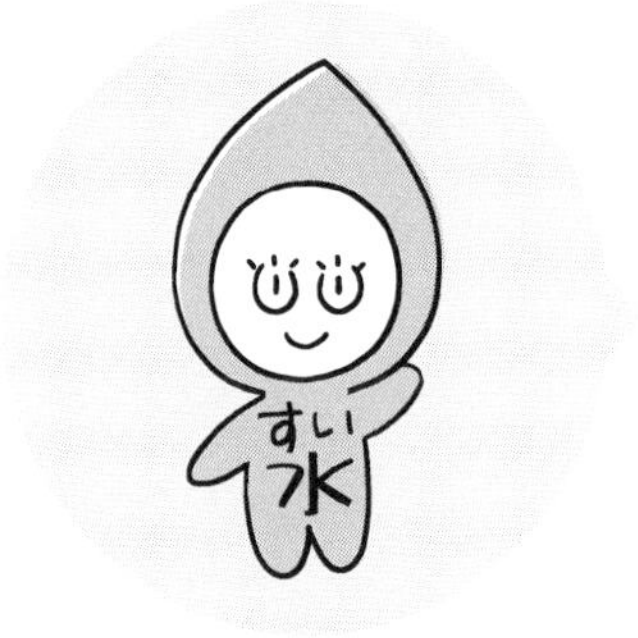

血以外の体液。リンパ液、汗、唾液などの総称で、体内を潤し、また老廃物を排出して、体内の水分バランスを調整する。

不足や滞りで起こるメンタル不調

そわそわ、だるだる、焦燥感

ここで注目していただきたいのが、**気血水の量や状態が、メンタルの状態にも直結する**点です。

たとえば、**気が足りないとうつうつ、くよくよ**しやすくなる。**気の流れが悪いと情緒不安定に**なる。

血が足りないとドキドキしたり、ビクビクしたり、不安感が出やすくなる。**水が足りなければそわそわと焦り**を感じやすくなる。**水の流れが悪くなるとだるだるとした重たい気分**になる。

このように、気血水が不足したり、状態が悪くなると、体に不調が出るのはもちろん、メンタルにもさまざまな悪影響が出るのです。

そして、先に説明した五臓も、気血水を栄養分として働いています。ですから、気血水が不足すれば、五臓にも影響します。五臓のいずれかが弱ると、その五臓とつながりの深い感情が暴れ出し、抑えられなくなります。

気血水のバランスが崩れたり、それによって五臓のいずれかが弱ったりすれば、体にも心にも何らかの不調が出てくるのです。

健康も不健康も、胃腸から作られます

そんな重要な働きを担う気血水を、脾（胃腸）が作っているのです。

もし、脾が弱ってしまうと、十分な量の気血水を作れなくなります。

いつも脾が元気に働けるようにケアしていれば、適切な量の気血水が作られ、結果的にメンタルの不調も防げるのです。

また、私たちの体の髪の毛一本から皮膚の細胞ひとつにいたるまで、無から生まれるわけではありません。飲食物を噛み砕いて飲み込み、胃でさらにドロドロに溶かして消化し、腸で必要な栄養を吸収することで体と心を作っています。

もし、胃腸が元気に働けなかったら、いくら飲食物を摂っても十分に消化吸収できないので、体も心も弱ってしまうのです。

つまり、胃腸が健やかであることは、心と体にとってとても重要。

そして、**健康も不健康も、胃腸と日々の食事から作られる**と言えるのです。

〝腸脳相関《ちょうのうそうかん》〟からもわかる胃腸とメンタルの切り離せない関係

近年の西洋医学において、腸のさまざまな働きが詳細にわかってきました。そのひとつに、〝腸脳相関《ちょうのうそうかん》〟があります。

これは文字どおり、**腸と脳は別々の臓器でありながら密接につながっていて、影響を及ぼし合う関係にある、**ということです。

腸が不調になった結果、脳が正常に働けなくなり、メンタル不調になる。逆に、脳が強いストレスや緊張を感じて、腸の調子が悪くなる。どちらも起こりえるのです。

難しそうに聞こえるかもしれませんが、たとえば、面接やプレゼンなど大事なことがある日に、緊張でお腹が痛くなった、というような経験はありませんか？

それが〝腸脳相関〟のわかりやすいあらわれ方です。

特にメンタルと関係するのは、**〝幸せホルモン〟とも呼ばれるセロトニンという神経伝達物質**です。

脳で分泌されるセロトニンはメンタルを安定させる働きをしているので、**セロトニンが十分に分泌されていれば、メンタルも安定**します。

セロトニンを作るためには、アミノ酸の一種であるトリプトファンという物質が必要で、食事で摂ったトリプトファンが腸で吸収され、それが脳へ届けられています。

ですから、**脳が十分な量のセロトニンを分泌するためには、腸が健康であることが欠かせない**のです。

中医学的には〝腸脳相関〟は自明の理

実は中医学には、何千年も前から〝腸脳相関〟と同じような考え方があります。

胃腸（五臓の脾）と脳（五臓の心《しん》）の両方が弱ってしまうことで、メンタルの不調が出る、ということがわかっており、その場合はどの漢方薬を使うかという治療法もほぼ確立しているのです。

そのメカニズムを説明すると、まず胃腸の働きを担当している脾が弱ることで、心身に欠かせない栄養分である気血水を十分に作れなくなります。

五臓の心《しん》は血《けつ》を全身に循環させていますが、胃腸が気血水を十分に作れないと、血が不足するので心《しん》も弱り、全身に血を巡らせることができなくなります。

血はメンタルの安定に大きく関わるので、**血が不足すると、メンタルが不安定になり、ちょっとしたことで悩みがちに**なります。また、**不安感に襲われたり、不眠になったりという症状も出ます。**

心《しん》は、精神活動や感情のコントロールもしているので、西洋医学でいう脳に近い働きも担っています。

ですから、気や血が十分に届かないことで心《しん》が弱ると、**感情が抑えられなくなったり、判断力が鈍る**など、脳の働きも悪くなってしまうのです。＊

心と体の関係は密接で互いに影響を与え合う、という考えが基本にある中医学では、〝腸脳相関〟は驚くようなことではなく、当然のことなのです。

＊五臓には、五神（魂、神、意、魄、志）という精神意識がしまわれていると考えるので、五臓に胃腸から吸収した栄養が届かないと、五神がうまく活動できなくなり、それによっても決断力や記憶力、注意力の低下といった精神意識の不調が起こる。

Q 悲しいニュースばかりで心が沈んでしまいます

A まずはテレビを消すこと。心を守るために有効な方法です

一度テレビを消しましょう。インターネットやＳＮＳも見ないようにしてみましょう。しんどいニュースは、見なくていいです。目で見ているもの（視覚情報）に、心はとても影響を受けます。常にテレビをつけていることが当たり前の家庭もまだまだ多いと思うので、何も考えず電源を入れるのをやめてみましょう。テレビは見なくても１日中ＳＮＳを見ているなら、それは同じこと。自分で選んだわけではない情報が突然目に入ってくるという意味で、同じように影響されてしまいます。１日のなかで見ない時間、見る時間を決めるなどして、接する時間を減らすようにしてみてください。自分にとってしんどい情報を発信している人をミュートするのも、メンタルを守るひとつの方法です。

胃腸が好きなものと嫌いなものを知ってケアしましょう

体だけでなく心の健康にも、胃腸がとても重要な役割を果たしています。それなのに、そんな大切な胃腸を、私たちはつい、ないがしろにしがちです。実は食べ物でも飲み物でも、胃腸が好きなものと嫌いなものがあります。左ページをご覧ください。

たとえば、なんとなく想像がつくと思いますが、いわゆる暴飲暴食や脂っこいものは胃腸に大きく負担をかけるので、当然、嫌いなものです。

ですが、嫌いなもののなかでも、現代人の多くがあまり気にせず、むしろ胃腸にいいと思って摂りがちなのが、〝冷たいもの〟と〝過剰な水分〟です。

胃腸が弱い方、メンタル不調を抱えている方は、まずこのふたつを控えることを意識してください。

胃腸が好きなもの・嫌いなもの

胃腸が嫌いなもの
（胃腸を弱らせるもの）

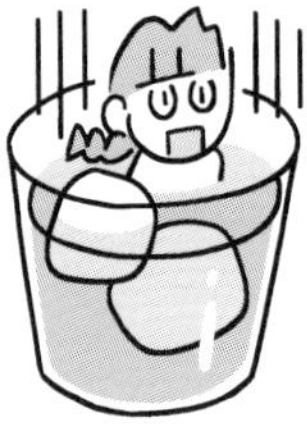

冷たいもの

硬いもの

粘り気のあるもの

脂肪分が多くてくどいもの

甘すぎる、辛すぎる、しょっぱすぎるなど味が偏っているもの

生煮えのもの
煮すぎて香りをなくしたもの

臭いもの

古くて味が変わったもの
傷んだもの

過剰な水分

胃腸が好きなもの
（胃腸を元気にするもの）

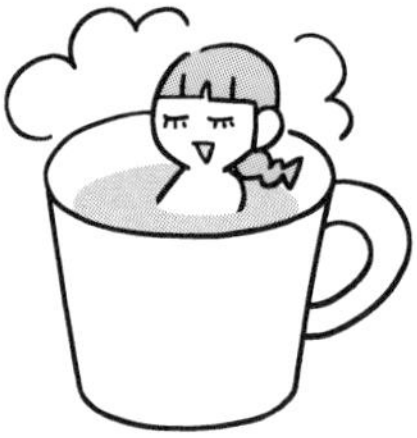

温かいもの

柔らかいもの

粘り気のないもの

薄味で軽いもの

味の偏りがないもの

煮えたてのもの

香りのよいもの

新鮮なもの

胃腸が〝冷えるもの〟と〝過剰な水分〟を嫌う、ということを知らずに、毎朝お決まりのように冷たいヨーグルトを食べたり、水を1日に2リットル以上飲むことをノルマにして、のどが渇いてもいないのにガブガブと飲んでいたら、胃腸をどんどん弱らせてしまいます。

毎日3食を必ず胃腸が好きなものだけを選び、嫌いなものは絶対に食べてはいけない、というわけではありません。

がんばったごほうびに生クリームたっぷりの甘いケーキが食べたいと思ったり、よく冷えたビールを飲みながら友人とおしゃべりしたい日もあるでしょう。

毎日、大量にでなければ、それもOKです。

ただし、**最近メンタル不調を感じている方、胃腸の調子がいまひとつの方は、まず〝冷たいもの〟と〝過剰な水分〟を減らす**ことを意識してみてください。

胃腸が嫌いなものを減らすことを心がけると、**胃腸の調子がよくなり、それが元気な心を取り戻すことにもつながります。**

胃腸を元気にしたいなら、まず〝冷え〟を避けましょう

なぜ、胃腸は〝冷たいもの〟と〝過剰な水分〟を嫌うのでしょう。このことは、中医学の世界では古典の書物にも出ている内容で、その書物には〝脾は湿《しつ》を嫌う〟と書いてあります。

西洋医学的に説明してみると、まず〝過剰な水分〟は、胃酸を薄めてしまいます。胃酸は、胃の中を一定以上の酸性に保ち、食べ物の消化を促進したり、食べ物と一緒に体内に取り込まれた各種の菌の殺菌を行っています。

ですから、**過剰な水分を摂っていると、食べたものの消化が悪くなります**し、食中毒のリスクも上がります。

次に、〝冷たいもの〟を嫌う理由はいろいろと考えられますが、そもそも**〝冷える〟ということ自体が、胃腸だけでなく体全体の動きを悪くします。**

体は寒いと縮こまります。たとえば、氷をしばらく握っていたら、その後、手を動かしづらいですよね。胃腸も同じです。

冬場は筋肉も固まりがちで、さらに寒さで外出を控えると、運動量も低下します。そういうときは胃腸の動き（消化吸収）も悪くなりやすく、食欲が低下する場合もあります。

体内の温度（深部体温）は、通常37・5～38度くらいに保たれています。なぜこの温度なのかといえば、消化酵素が働きやすい温度で、また腸内細菌も快適に働ける温度だからです。

そのため、この深部体温より冷たいものを毎日大量に摂り続けていたら、消化酵素や腸内細菌の働きが悪くなり、消化吸収のプロセスがスムーズにいかなくなる可能性が高いのです。

先にお伝えしたように、消化吸収がうまくいかなくなると、脾が十分な量の気血水を作れません。そして、気血水が不足すれば、体も心も不調に傾きます。

ですから、体温より冷たいものは摂りすぎないほうがいいのです。

〝冷え〟はエネルギーの消耗を招きます

冷たいものを食べても体温は下がらない、という話も耳にします。

たしかに、そのとおりです。冷たいものを食べても、全身の体温が下がるわけではありません。ですが、**冷たいものが胃の中に入った直後からしばらくの間は、物理的にその場所を冷やします。**すると、消化吸収を進めるには、体が冷えた胃腸をあたため直し、同じ温度に戻さなければなりません。

つまり、**冷えなければ使わなかったはずの、あたため直すエネルギーが必要になる**のです。体は余計にエネルギーを使うことになり、消耗します。

そうした面を考えても、胃腸は冷やさないほうがよいのです。

それなら、温かいものを飲んだりして胃腸をあたためればいいのではと思うかもしれませんが、ひっきりなしにたくさん飲むのは避けてください。温かいものだとしても、飲みすぎればそれは〝過剰な水分〟になり、胃腸の消化吸収力を弱めてしまいます。

暴飲暴食、ストレス、睡眠不足、加齢などでも胃腸は弱ります

胃腸を弱らせる原因は、〝冷たいもの〟と〝過剰な水分〟だけではありません。次のような原因でも胃腸は不調になってしまいますし、それが続けば当然、メンタルにも悪影響が出てきます。

暴飲暴食

もっとも単純で因果関係がわかりやすいのが、暴飲暴食です。一度に大量に食べたり飲んだりする、時間を空けずひっきりなしに食べるなど、過剰な量を食べたり、飲んだりしていたら、胃腸はオーバーワークになって、働きが悪くなってしまいます。

また、飲料のなかでも特にアルコールの飲みすぎは、胃もたれや下痢《げり》の原因に

なります。なぜなら、アルコールによって胃の粘膜を保護する働きが低下するからです。アルコールの飲みすぎが続くと、胃粘膜の血流障害を招いたり、膵臓《すいぞう》に負担をかけるため、腹痛や嘔吐《おうと》、下痢などの症状につながる可能性もあります。

ストレス

精神的なストレスは、胃腸の動きを悪くします。悩み事があるときや極端に緊張しているときは、食欲がわかない、下痢や便秘になるなど、胃腸がうまく働かなくなりますね。実際に体験したことがある方も多いでしょう。

これは**ストレスで自律神経のバランスが乱れる**ことで起こります。それによって**胃液の分泌量が減少し、食欲が低下したり、食べすぎていなくても胃がもたれます。**さらに、胃から小腸に食べ物を送り出す働きも低下します。

そして、自律神経のうち**交感神経が優位になりすぎると、胃腸のぜん動運動が正しく行えなくなり、便秘や下痢**を招きます。また、**ストレスは腸内の細菌のバランスも崩すので、腸内環境も悪化**します。

睡眠不足

睡眠不足によって1日のリズムが崩れてくると、胃腸の働きの自然なリズムも崩れます。本来お腹が空くべき時間になっても食欲がわかなかったり、異常な食欲がわいて食べても食べても満足できなくなったりします。

通常の1日のリズムでは、夜間は副交感神経が優位になり、胃腸の働きは強まります。そのため、胃腸の働きが強まる睡眠中に、大腸では水分を吸収しながら便が送られ、起床後に排便が起こります。

しかし、睡眠不足で自律神経のバランスが乱れると、大腸の働きが弱まってしまうため、水分の吸収がうまくいかず下痢になったりします。

加齢

加齢によって体の各器官が少しずつ衰えていくことで、胃腸も若いころと同じような働き方ができなくなっていきます。中高年の方から「以前のように食べられなくなった……」という声をよく聞きますが、実際に**胃の弾力性が低下し、一度に多くの食べ物を胃に溜めることができなくなります。**

また、**食べ物を小腸へ運ぶ力も低下するので、胃もたれもしやすくなります。**

このように、胃腸はさまざまな原因で弱りますが、どれも対策は可能です。

まず、暴飲暴食については、それがいかに胃腸とメンタルに負担をかけているかを自覚すれば、少しずつ減らしていけますよね。

ストレスをゼロにするのは難しいですが、ストレスで乱れがちな気の流れをよくしたり、メンタルを安定させる食材の力を借りてストレスの影響を小さくすることはできます。眠りの質を上げる食材を摂れば、睡眠不足を改善できるでしょう。若い頃よりもよく嚙むように心がけたり、食事の内容に気を配れば、胃腸を守ることにつながります。

食べたり飲んだりは胃腸への影響が直接的なので、早期の改善も期待できます。

その具体的な方法は、2章以降で詳しくご紹介していきます。

メンタル不調の判断基準は、食欲・排せつ・睡眠の状態

胃腸が不調かどうかは、自分でもある程度、知ることができます。

胃は「痛い」「ムカムカする」など不快な自覚症状が出やすく、腸は便の色や、便秘や下痢といった便通の状態で、調子がよいかいまひとつか、くらいの判断は可能です。

ところが、心の不調はというと、必ずしもそうではありません。ショックなことがあったり、ストレスの原因が明確な場合もありますが、自分では気づかないうちに無理を続けていて、知らぬ間に大きく調子を崩している場合も多いのです。「本当は苦手だけれど、仕方なくやっている」「顔を合わせたくもない相手と、どうしても離れられない」など、嫌なことでもぐっと耐える真面目な方ほど、ギリギリまで我慢して、心の調子が落ちていることを見逃しがちです。

そうならないためにも、次の3点のチェックを習慣にしましょう。私がいつも、心と体の健康の基準と考えている3つの項目です。

1　食欲があること（食事どきになると「お腹が空いたな」と感じ、具体的に食べたいものが思い浮かぶ）

2　排便があること（バナナ状の便が出て、排便後にすっきり感がある）

3　夜よく眠れること（布団に入ってある程度の時間で眠りにつき、朝はだるさを感じることなく、気持ちよく目覚める）

3つとも○なら、胃腸も心も健康な状態と考えてよいと思います。

何かあってメンタルが不調になると、3つのいずれかに影響が出ます。そんなときは、「もしかしたら今、少し心が弱ってるのかも？」と考えてみてください。

3つはどれも健康に欠かせない要素ですが、特に重要なのが〝食欲があること〟。食べられないというのは命に関わることなので、放置するのは危険です。「最近、食欲がわかないな」という状態は、心の不調が起きている明確なサイン、ということをぜひ覚えておいてください。

「最近、食欲がわかないな」は、心と体からの危険信号

「食欲がわかない」「ご飯がおいしいと思えない」といった状態が続いているなら、そのままにしないでできるだけ早く対処しましょう。

食欲がないということは、心と体からの危険信号です。

しかし、食欲がないことを自覚できていない場合もあります。

たとえば、「食べようと思えば食べられるけど、〝食べたい！〟という欲はそんなにない」「食事どきになっても、食べたいものが思い浮かばない」。そんなことが当たり前になっていないでしょうか。

食べてはいるので気づきにくいのですが、それは食欲がなくなった状態です。

健康な場合の食欲とは、「あーお腹減ったな、お昼は○○を食べよう！」と食べたいものが思い浮かび、おいしいと感じながら食べられるものだからです。

強いストレスを感じると、まず胃腸が弱ります。胃腸の働きが悪くなるため食欲がわかず、食べてもうまく消化吸収ができません。すると、体を動かすための気血水が十分に作れず、不足していきます。その状態が続くと気血水の不足でさらに胃腸の働きが悪くなり、メンタルも不調から抜け出せなくなります。

ですから、**早めに対処して、負のループから抜け出す必要がある**のです。

私も仕事のことなどでストレスを抱えすぎると、空腹を感じない、食べても味がしない、胃がつまっている感じがする、などの症状が出ます。

こういう状態がたまに起こるのであれば、食欲がわくまで1～2食抜いて様子を見ても構いません。しかし、それでも食欲が回復せず、食べられない日が何日も続くようなら、専門家への相談も必要です。

また、あまりお腹が空かないからといって、お菓子を食事代わりにするのはやめましょう。お菓子では、心と体に必要な栄養は満たされません。まずは、おかゆか重湯を食べてみましょう（P90、93参照）。体が甘さを求めている場合には、焼きいもや干しいもを食べるといいですよ。

気づいていないだけかも!?
こんな症状は胃腸の弱りのサイン

胃腸の弱りは胃痛や下痢以外にも、意外な症状として出ることがあります。もし、左ページのような症状があるなら、胃腸が弱っているかもしれません。口の周りの吹き出物や唇の乾燥は、「どうして？　胃腸と関係ないでしょ？」と思われるかもしれませんが、実は深く関係しています。

先にお伝えしたように、五臓にはそれぞれ関係の深い体の部位や感覚器がありま す。なかでも胃腸のような働きをする**脾と関連が深いのは、食べ物を体内に入れて消化活動のスタート地点となる口。**だから胃腸が弱ると、口の周りのトラブルや、口臭、よだれの出すぎといった症状が出るのです。

「胃腸の不調は感じてないのに、心は不安定になりがち……」という方は、こうした症状が出ていないかもチェックしてみてください。

こんな症状も胃腸が弱っているサイン！

寝ているときに
よだれが
出やすい

あざが
できやすい

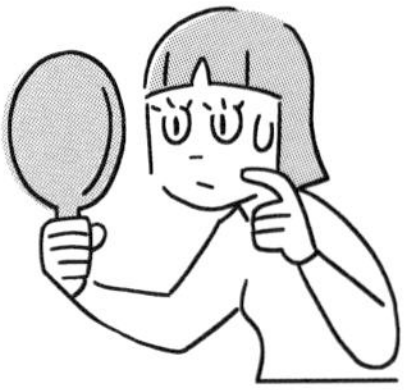

寝ているときに
悪夢をよく見る

猫背に
なりがち

口の周りの
吹き出物や、
唇の乾燥がある

太ったりやせたり
しやすい

よく頬杖をつく

口の中が
ベタついたり、
変な味がする

雨の日は
体調が悪い

寝起きからだるい

口臭が気になる

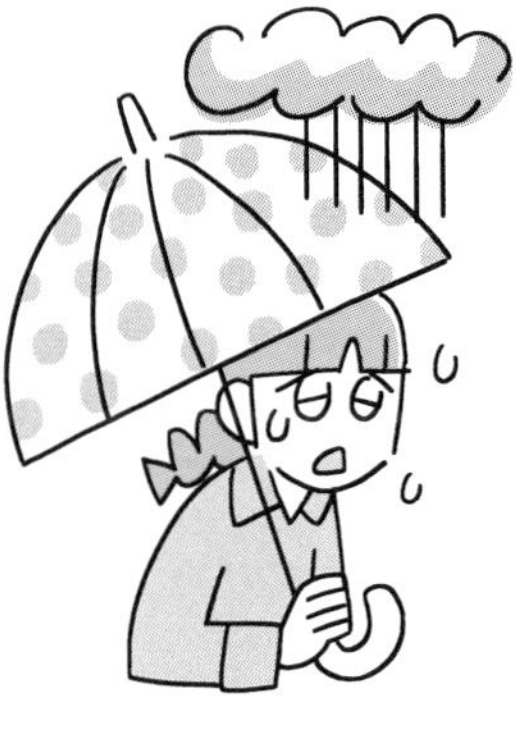

朝はあまり
お腹が空かない

体や顔の
たるみが気になる

食後に眠くなる

むくみやすい

前のページの各症状について、なぜ胃腸の弱りと関係しているのかを簡単に説明しましょう。

●**口の周りの吹き出物や、唇の乾燥がある**…甘いもの、辛いもの、脂っこいものなど、胃腸の負担になりやすいものを食べすぎると、胃の粘膜が炎症を起こし、吹き出物や唇の乾燥としてあらわれる。

●**口の中がベタついたり、変な味がする／口臭が気になる**…脾は水分代謝も担当しているので、脾が弱って水分代謝がうまくいかなくなるとベタつきの原因になる。胃に消化しきれない食べ物が残留していたり、便秘で腸に便が溜まっているると、それらが時間とともに腐敗したようになり、臭いを発する。その結果が、変な味、口臭などの症状であらわれる。

●**体や顔のたるみが気になる**…脾が弱って気《き》の量が少なくなると、気の〝引き上げる力〟が足りなくなり、筋肉の張りが落ちて全体が下がる。

●**むくみやすい**…脾は水分代謝も担当しているので、脾が弱ると、その働きが悪くなり、水分が滞ってむくむ。

●**あざができやすい**…脾には血管を引き締めて、血液の漏れを防ぐ機能もある。脾が弱ると、血液が漏れ出しやすくなり、ちょっとぶつけただけでもあざができてしまう。

●**猫背になりがち／よく頬杖をつく**…どちらも、弱った胃腸を無自覚に守ろう、支えようとしてとりやすい姿勢。

●**寝起きからだるい**…脾が弱って、体を動かすエネルギーである気を十分に作れなくなっていて、力が出せない。または、体の中にドロドロの不要物が溜まり、排出できていないために体も心も重くなっている。

●**朝はあまりお腹が空かない**…夜遅い時間や寝る直前に食べているか、水分を摂りすぎたり量を食べすぎている、または疲れすぎているなどで胃腸に負担がかかり、前日に食べたものがまだ消化吸収しきれていない状態。胃腸が元気なら、本来、朝はお腹が空いているはず。

●**食後に眠くなる**…疲れが溜まっているところに、さらに食べたものの消化で膨大なエネルギーが必要になり、脳がエネルギー不足になって眠い、だるい、といった症状になる。

●**寝ているときによだれが出やすい**…脾は体液のなかでよだれと関係が深いので、弱っていると就寝中によだれが出やすくなる。

●**寝ているときに悪夢をよく見る**…甘いものや冷たいものの食べすぎで胃腸が弱り、体の中にドロドロの不要物が溜まると、悪夢を見やすくなる。

●**太ったりやせたりしやすい**…精神的なストレスにより胃腸の働きが弱った結果、食べたものから不要なものを排出する力がなくなると、溜め込んで太る。逆に、必要なものを吸収する力がなくなると、やせてしまう。胃腸が弱って気が不足して、引き締める力が弱くなって全体にぽっちゃりする場合もある。

●**雨の日は体調が悪い**…胃腸は〝冷たいもの〟と〝過剰な水分〟を嫌うので、どんな人でも雨の日や梅雨の時期は胃腸が弱りやすくなり、すでに胃腸が弱っていれば雨の日は特に不調が出やすくなる。

Q 朝起きるときが、1日のうちで一番憂うつです

A 「今日もいい日だ！」と口に出して言ってみましょう

朝の憂うつ、わかります。でも、それでも起きて「今日もいい日だ！」と声に出してみましょう。恥ずかしいですか？　いえいえ誰にも聞こえない場所でやれば大丈夫です。言葉を声に出して言う、口に出すことは、実はとても意味があるんです。音で言葉を発すれば、心の中で思っているだけの場合よりも、耳で聞いて脳に刺激として伝わるので、刺激の強さが格段に上がります。私も毎日「今日もいい日だ！」と声に出し、さらにXにも投稿して言葉を目と耳にインプットするようにしています。同様に、「無理」「難しい」「がんばる」という言葉を、すべて「楽勝！」に置き換えてみてください。不思議と心が軽くなります。思うだけでなく、声に出すのがポイントです。

ドカ食いしてしまうのも、実は胃腸の弱りが原因

「ストレスでめちゃくちゃ食べちゃった……」という経験、ありませんか？

〝食欲がない〟は胃腸の弱りの典型的な症状ですが、実はこの真逆の〝**ドカ食いしてしまう**〟も、**中医学では胃腸の弱りが原因**と考えます。

暴飲暴食が胃腸を弱らせると前述しましたが、逆に、先に胃腸が弱った結果、暴飲暴食してしまうこともあるのです。

なぜそんな状態になるのか、簡単に説明しましょう。

ストレスが強くかかると、胃の消化機能が異常に亢進する場合があるのです。胃が興奮して、テンションが上がりすぎているようなイメージです。この状態になると、本来の食欲ではなく、ニセの食欲がわき起こってしまいます。

ストレスや怒りは、その強い感情が〝熱〟を生みます。カッカするという表現

がありますが、まさにそんな感じ。その状態が続くと、体内に熱がこもり、自分では制御できなくなります。この熱が胃に溜まり、胃が興奮状態になると、食べても食べても満足できなくなってしまうのです。

私もこの状態になったことがありますが、胃が正常ではないため、普段なら毎食は求めないようなもの、甘いものや辛いもの、脂っこいものばかり食べたくなります。

また、胃の熱によって胃の中が乾いてしまうので、冷たいものも欲します。ニセの食欲にまかせてそのまま食べ続けると、当然、胃腸にダメージを与えることになりますし、胃腸が弱るとさらにメンタルも弱ります。この悪循環を断ち切るには、胃の熱を鎮めて潤いを補い、落ち着かせないと治まりません。

熱を鎮める働きのある緑茶を飲んだり、3日間くらいおかゆだけにするなどして、まずは胃を落ち着かせましょう。（P159、90参照）

「すごく食欲があるから、胃腸は元気」は、勘違いかもしれません。異常な食欲があるときは、ストレスや怒りを溜め込んでいないかを確認してみてください。

陰陽《いんよう》のバランスがとれていれば、胃腸も心も健康でいられます

中医学では、胃腸の不調もメンタルの不調も、それ以外の不調もすべて、体の中の五臓と気血水のバランスが崩れることから始まると考えますが、さらに自然界や心身のバランスの考え方として、〝陰陽《いんよう》〟という概念があります。

これは、**この世界の事象はすべて、〝陰〟と〝陽〟というふたつのグループに分けられる**という考え方です。

たとえば、太陽は陽、月は陰、熱は陽、寒は陰、春夏は陽、秋冬は陰です。陽は活発で明るく、白く、熱い、陰は静かで暗く、黒く、冷たいイメージです。

体の中では、**陽が〝あたためる力〟、陰が〝潤す力〟というイメージで、ふたつのバランスがとれていることが、心も体も健康な状態の必須条件。**

さらに言えば、心は陽、体は陰なので、心と体のバランスも大事なのです。

陰陽と自律神経のイメージは重なる

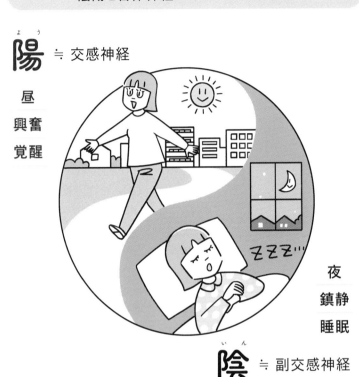

陽《よう》 ≒ 交感神経

昼

興奮

覚醒

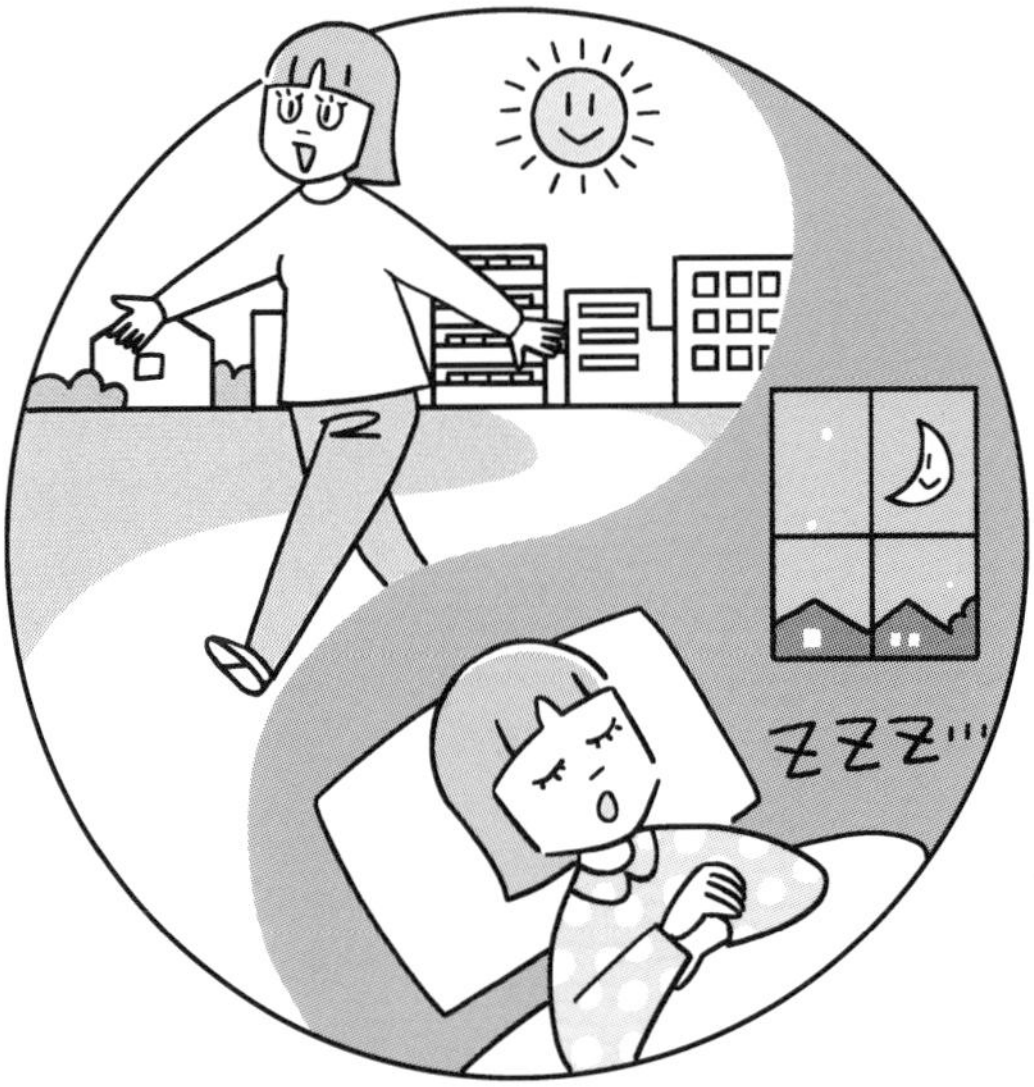

夜

鎮静

睡眠

陰《いん》 ≒ 副交感神経

世界は陰陽で成り立っている

陽	太陽	明	上	長	左	動	熱	水	春夏
陰	月	暗	下	短	右	静	寒	火	秋冬

陰陽のどちらかが強すぎても弱すぎても、心と体は不調になってしまいます。

たとえば、**陽が強くなりすぎればイライラ、ムカムカしやすくなるし、陰が強くなりすぎたら、うつうつ落ち込みやすく**なったりします。

陰陽の考え方は、西洋医学の自律神経の働きとよく似ています。

自律神経には、活動を司る交感神経とリラックスを司る副交感神経の2種類があります。このふたつがシーソーのようにバランスをとることで、私たちは忙しく活動したり、リラックスして休息をとったりできます。

どちらか一方が優位になりすぎることなく、バランスがとれていることで、心も体も健康な状態を保てるのです。

陰陽も同じです。両方があって成り立つもので、片方だけでは存在しない。どちらかがよい、悪いではなく、相対しつつ補い合っているのです。

胃腸やメンタルに不調があるということは、今あなたの体の中の陰陽のバランスが崩れている証拠で、つまり自律神経のバランスも崩れているんだと考えると、理解しやすいかと思います。

体質チェック

中医学では、“気血水《きけつすい》”のバランスによって、体質を判断します。気血水とは、私たちの心と体を支える栄養分で、生きていくために欠かせないものでしたね。

- **気＝生命エネルギーで、元気、やる気の源**
- **血＝血管内を流れる栄養豊富な赤い液体。メンタルの安定にも関係**
- **水＝体を潤し、溜まった老廃物を排出する働きも持つ**

この３つが、過不足なくちょうどいい量、きれいな状態で、スムーズに流れていれば、心も体も健康な状態でいられます。しかし、食事や生活習慣の影響でバランスが崩れると、心は不安定になり体にも不調が出て、やがては病気につながってしまいます。ですから、気血水の状態から自分の体質を知りバランスを整えていくことは、健康づくりに直結します。

そこで、今のメンタルの傾向や、胃腸をはじめとした体の状態、食事の傾向、生活習慣などから、あなたの体質を調べてみましょう。６つの体質タイプ（各10項目）の該当する項目にチェックを入れてください。５つ以上チェックがついたら、あなたはその体質タイプに当てはまります。複数に当てはまる複合タイプの人もいます。また、心身の状態の変化に伴って体質が変わることもあるので、定期的にチェックすることをおすすめします。

このセルフチェックの結果は、３章の食材事典で今の自分に合う食材を判断する際にも役立ててください。88ページでは、各体質タイプにおすすめの味噌汁もご紹介しています。

では、次ページで体質を調べましょう

気《き》の状態をチェック

- □ くよくよしやすい
- □ だるい、疲れやすい
- □ 冷えやすい
- □ よく風邪をひく
- □ 声が小さい
- □ 胃もたれ、食欲不振がある
- □ 下痢や軟便がある
- □ 汗をかきやすい、なかなか汗が止まらない
- □ 甘いものをよく食べる
- □ 朝なかなか起きられない

>> 5つ以上チェックがついたら

気《き》虚《きょ》タイプ ／ 気が足りない状態

- □ 緊張やストレスに弱い
- □ 神経質で怒りっぽい
- □ ゲップやおならがよく出る
- □ 眉間にシワがある
- □ 食欲にムラがある
- □ 気分の浮き沈みが激しい
- □ 下痢と便秘を繰り返す
- □ ため息をつくことが多い
- □ のどがつかえるような感じがある
- □ 寝つきが悪い、夜中に目が覚める

>> 5つ以上チェックがついたら

気《き》滞《たい》タイプ ／ 気の巡りが悪い状態

血《けつ》の状態をチェック

- □ 不安感が強い
- □ 動悸や息切れがする
- □ 肌が乾燥しやすい
- □ 目が疲れやすい
- □ 爪が割れやすく白っぽい
- □ めまいや立ちくらみがする
- □ 顔色が青白く、ツヤがない
- □ 髪がパサつき抜けやすい
- □ 魚や肉をあまり食べない、偏食である
- □ 眠りが浅い、夢をよく見る

>> 5つ以上チェックがついたら

血虚《けっきょ》タイプ / 血が足りない状態

- □ よくもの忘れをする
- □ 便が黒っぽい
- □ 肩や背中がこりやすい
- □ 頭痛や腰痛などがある
- □ 顔色がくすんでいる
- □ 手足の先の冷えやしびれがある
- □ しみやそばかすが多い
- □ 目の下にクマがある
- □ 冷たいもの、甘いもの、脂っこいものをよく食べる
- □ 寝つきが悪い、夢をよく見る

>> 5つ以上チェックがついたら

瘀血《おけつ》タイプ / 血が汚れてドロドロの状態

水《すい》の状態をチェック

- □ イライラしやすい
- □ のどがよく乾く
- □ 足腰がだるい
- □ 午後から微熱が出る
- □ 寝汗をよくかく
- □ コロコロの硬い便が出る
- □ 頬が赤みを帯びている
- □ 手足がほてる、顔や頭がのぼせやすい
- □ 目が乾燥する、ドライアイ
- □ 冷たい飲み物をよく飲む

>> 5つ以上チェックがついたら

陰虚《いんきょ》タイプ ／ 水が足りない状態

- □ 気分が落ち込みやすい
- □ 全身が重だるい
- □ 関節のこわばりがある
- □ 吹き出物ができやすい
- □ 悪夢をよく見る
- □ 下痢や軟便がある
- □ 顔や手足がむくみやすい
- □ 雨の日に体調を崩しやすい
- □ 太り気味、ぽっちゃり体型である
- □ 甘いもの、脂っこいもの、味の濃いものをよく食べる、水分を多く摂る

>> 5つ以上チェックがついたら

痰湿《たんしつ》タイプ ／ 水が過剰になり不要物が溜まった状態

第2章

胃腸と心が元気になる
食事術

「全部やらなきゃ」ではなく、「これならできそう」から

1章では、胃腸とメンタルには深い関わりがあることをお伝えしました。この章では、今メンタルの調子が落ちている方のために、胃腸を整えながら心と体を元気にする食事、食べ方のヒントを具体的にご紹介していきます。

でもその前に、お伝えしたいことがあります。

これからご紹介していくことを、すべて実践しなければいけない、というわけではありません。毎日必ず守らなければいけないものでもありません。

根が真面目な人ほど、「すすめられたことを全部やらなきゃ」と考えがちですが、それでストレスが増えてしまうと逆効果になってしまいます。

無理して手の込んだものを作る必要もありません。たとえば、ごく簡単でシンプルな味噌汁だけでも、食べ方次第で体と心にいい影響があります。

できるだけ自炊をすすめてはいますが、絶対に自炊でなければいけないわけでもありません。忙しかったり、自炊する気力がわかなければ、おすすめの食材が入ったお惣菜をコンビニやスーパーで買ってもいいし、外食でも構いません。

まずは〝ちょっとだけ〟でいいのです。**心や体に何らかの不調を感じているなら、今の食事をちょっとだけ変えてみましょう。**1章でお伝えしたように、体の中に取り込む飲食物は胃腸に影響を与え、それがさらに体全体や心にも影響します。今の不調は、これまで頻繁に食べてきたものや、当たり前のように続けてきた食べ方と、何かしら関係しているはずです。逆に言えば、**日々の食事を変えることで胃腸の調子が整えば、心も体も元気を取り戻すことができる**のです。

この章と3章を読んで**「これならできそう」と思えたものを、まずひとつ実践してみてください。**やってみて続けられそうだったら、それを3日間、1週間、2週間と継続してみましょう。そして、体と心の変化を少しでも感じられたなら、ほかのことも実践してみてください。ストレスを感じるほどストイックに実践する必要はないので、あなたにできることを、ゆるく実践してください。

不調を改善するには、〝足す〟より〝引く〟が大事

何か不調が起こると、多くの人がその改善のために何かを足そうと考えがちです。でも、何かを〝足す〟よりも、まずは〝引く〟ことが大事です。

胃腸の調子がよくなる○○、メンタルが安定する○○、眠りの質を上げる○○など、健康にいいとされる情報がテレビやインターネットで大量に紹介されているので、みなさんはそれを見て「じゃあ○○をやらなきゃ」「○○を飲まなきゃ（食べなきゃ）」と考えてしまいがちです。

でも、その考え方をここでガラリと変えてみてください。

健康にいいとされるものを加える前に、健康に悪いものを減らしましょう。

胃腸の不調は、強いストレスが原因になることもありますが、食事や生活習慣も大きく影響しています。

暴飲暴食など、胃腸にとって明らかに負担になることだけでなく、「健康のために」と思い摂っているもの、特に意識せず毎日のように摂っているものが、実は胃腸に負担をかけている可能性があります。

ですから、**あなたの胃腸にとって負担になっていたものをやめること、減らすことのほうが、心と体の不調を改善する近道になる**のです。

〝足す〟より〝引く〟には、メリットがいろいろとあります。

まず、今日からすぐできます。何か特別なものを準備する必要もないので、楽に始められます。

〝足す〟ものを購入する必要もなく、当然お金もかかりません。

不調を感じたらまず、「何を引けばいい？」と考えるようにしてください。

サプリメントと食べ物は別物

「この栄養素が健康にいい」という情報を得ると、多くの人がそれを「サプリメントで摂ろう」と考えます。これも、〝足す〟に意識が向きやすい例です。

「メンタル不調であまり食べられないから、必要な栄養素をサプリメントで補っている」という方もいるかもしれませんね。

ですが、サプリメントと食べ物は完全に同じではありません。

サプリメントは、鉄分、亜鉛など、特定の成分を抽出して固めたものです。でも自然界には、本来こんなシンプルなものは存在しません。自然界の生物や植物は、いろいろな成分が集まって、ひとつのものとして存在しています。特定の成分のみというのは、自然界から見れば不自然な形なのです。

私たち人間も、自然の一部です。だから、不自然なサプリメントという形で栄養を補おうとするよりも、**いろいろな成分の集合体である自然な食材を丸ごと摂るほうが、吸収率も高く、栄養として体に取り入れて活かしやすい**と私は考えています。

たとえば、鉄分が豊富なあさりを食べれば、ビタミンB_{12}や葉酸、カルシウムなども一緒に摂れて、それらの栄養素も健康に欠かせない働きをしてくれます。

できるだけ、サプリメントより自然な食材で摂ることを優先しましょう。

Q 泣きたいときは、我慢せず泣いてもいいですか？

A 泣いていいです。感情を無理に抑える必要はありません

基本的に、感情は出していいものです。泣きたいときは、グッとこらえたりせず泣きましょう。中医学の世界では、昔は感情をあまり動かさずフラットに保つことを理想としていました。しかし時代とともに、それは人間的ではないという新しい考えが出てきました。何かが〝動く〟ということは、その何かの柔軟性を保つことにつながるので、感情が動くのも心の柔軟性のあらわれであり、また、気が停滞せず動くのだから、むしろ好ましい、という考えに変化してきたのです。〝止まっている〟よりは〝動いている〟ほうが、よどみのないよい状態を維持できます。ただし、喜怒哀楽の感情が過度になりすぎると、それも不調のもとになります。感情を爆発させないためにも、溜め込まないで表現しましょう。

胃腸と心の健康のために〝冷・甘・脂〟はほどほどに

胃腸や心の状態が不安定なときは、今食べているものから、〝冷たいもの〟〝甘いもの〟〝脂っこいもの〟を〝引く〟を実践してみてください。ジャンクフードやインスタント食品なども、できるだけ引いてほしい代表的なものです。

それらを食べているときは「おいしい〜」「幸せ〜」と感じるかもしれませんが、その感覚は一瞬で、長くは続かないですよね。どれも胃腸に負担をかけるので、食後に強い眠気を感じたり、少し時間が経てばまた気分が落ち込んだり、イライラしやすくなったりしているはずです。

また、ジャンクフードやインスタント食品などの加工食品をおすすめできない理由は、自然界にはない人工的なものが添加されているからです。

中医学では、人間の体内も自然の状態に近いほうが健康になると考えます。

こう言うと、「どこでも同じようなことを言われるんだな……」と思われるかもしれません。ですが、私たちの体の健康、胃腸の健康、ひいてはメンタルの健康を考えると、やはり避けたいものはこういう内容になるのです。

まず〝冷たいもの〟は胃腸の嫌いなもので、でも無意識のうちに摂りすぎている人が多いものです。

〝甘いもの〟とは、砂糖をたくさん使ったチョコレートやケーキなどの甘いお菓子や、人工甘味料の入った食べ物のことです（P115参照）。そういった〝甘いもの〟は、その味の中毒になりやすく、ストレスが強いときには食べすぎてしまいがちです。

〝脂っこいもの〟は、主に揚げ物やジャンクフードのことです（P105参照）。

この3つを食べ続けるのはおすすめできませんが、「今日から絶対食べない」と決めると、それがストレスとなり余計に食べたくなってしまうと思います。

ですからこの3つは〝嗜好品《しこうひん》〟と考えましょう。嗜好品だから、毎日ではなく、ときどき〝楽しみのために〟食べるもの。そう考えて付き合うといいですよ。

胃腸を〝あたためる〟の基本は、〝冷たいもの〟を避けること

日々の食べ物で胃腸の調子を整えることで、弱ったメンタルを元気にしていく。そのために食べてほしいのは、温かいものです。

先にご説明したように、〝冷たいもの〟は胃腸が嫌いなもので、摂り続けていると胃腸を弱らせてしまいます。凍ったもの、氷や冷蔵庫で冷やしたものだけではなく、体温よりも低い温度のものはすべて〝冷たいもの〟に含まれます。

もちろん、1日3食、口にするものすべてを絶対にそうしなくてはいけないわけではありません。ですが意識していないと、朝は生野菜サラダと野菜ジュースとヨーグルト、外食時には氷入りの飲み物を飲み、おやつにはアイスクリームやプリンなど、冷たいものを摂ることが当たり前の習慣になりがちです。

冷たいものが入ってくる回数が多ければ、胃腸は頻繁に冷やされ、その都度、

消耗することになります。

飲料の自動販売機に〝つめた〜い〟〝あったか〜い〟という表示がありますね。胃腸やメンタルが不調の方は、どちらか迷ったときは〝あったか〜い〟を選んでください。

飲み物に限らず食べ物についても、メンタルを守るためには〝胃腸は冷たいものが嫌い〟ということを意識し、迷ったら温かいほうを選んでください。

不調のときに何を食べるかを考える場合、〝食べ物の種類〟を選ぶことはもちろん大切ですが、〝食べ物の温度〟も重要なのです。

胃腸やメンタルに不調を感じているなら、お水よりも温かいお茶、コーヒーを飲むならホットで、生野菜サラダではなく加熱した野菜、冷たいざるそばより温かいそばを選ぶ、といったちょっとした工夫を1日の食事に取り入れてみてください。

冷やされることで疲れていた胃腸が、日々の温かい食事で元気を取り戻します。

野菜《ベジ》でもたんぱく質でもなく、汁物《スープ》ファーストがおすすめ

日々の食事で胃腸をあたためるには、汁物が強い味方になってくれます。野菜たっぷりの味噌汁やスープをぜひ毎日の食卓に取り入れましょう。

体温よりも温かい汁物を摂れば、それだけで胃が元気に動き出します。

汁物がいいのは、具から汁に染み出た栄養も丸ごと摂り入れられるからです。

実は生の野菜の細胞壁はかなり硬いので、よく噛んで食べても野菜の中に含まれる栄養を十分に吸収することが難しいのです。でも、汁物の具として煮れば細胞壁は柔かくなり、栄養が溶け出した汁ごと食べられます。

また、**煮ることでかさが減るので、生の状態よりたくさん食べられます。**

具の種類と量を増やせば、生で食べるよりも多くの野菜を一度に摂れます。

最強なのは、具だくさんの味噌汁です。**味噌には、必須アミノ酸の9種類すべ**

てが含まれており、その他にも、ビタミン、ミネラル、食物繊維、炭水化物といった多くの栄養があります。

味噌汁をすすめると、塩分を気にする方もいるのですが、最近の研究では味噌汁を摂っても血圧には影響しないという報告もあります。1食に1杯程度なら心配はありません。また、中医学では、恐れの感情を抱きやすい人は、適度に塩分を摂ることでその傾向がやわらぐとされています。

毎食汁物を摂れば、食事のたびに胃腸をあたためられます。毎食は無理でも、ぜひ1日1杯を習慣にしてください。

胃腸やメンタルの具合が悪いときは、無理して何品も用意する必要はありません。野菜に豆腐などを加えた具だくさんの汁物だけで十分です。

食事の最初に摂れば、効果がもっと高まります

さらに体によい効果を考えたときに、おすすめしたいのは、食事の最初に汁物を全部食べてしまうことです。

汁物が先にお腹に入ると、胃があたたまってエンジンがかかり、正常に働きやすくなります。また、**水分と具によって胃の空きスペースが多少埋まるので、その後の食べすぎも防止**できます。

子どもの頃に「〇〇ばっかりじゃなく、ご飯、おかず、汁物を順番に食べなさい」と言われたことがある人もいるかもしれませんね。少しずつ順番に食べていく三角食べは、絶対にいけないというわけではありませんが、ご飯やおかずを無意識に汁物で流し込むような食べ方になりがちです。すると、よく噛まなくても飲み込めてしまうので、胃腸の消化吸収の負担を増やすという意味では、おすすめできない食べ方です。

食べ物は胃に入ってから胃液で分解されますが、その前段階でよく噛んで唾液と混ぜ合わせて小さく砕かれているほうが、胃腸の負担は軽くなります。

健康で胃腸の調子も万全であれば、自分が食べたいように食べてももちろん問題ありません。でも、**食べる順番をちょっと変えるだけで、胃腸をいたわることができる**のですから、試してみて損はないと思います。

嚙めば嚙むほど胃腸も心も元気を取り戻します

食事のとき、食べているものをじっくり味わっていますか？　テレビやスマホに夢中になって、たいして嚙まずに飲み込んでいないでしょうか？

食事に集中して、しっかり嚙んで食べること。それが、すぐにできてお金もからず、胃腸と心を元気にするコツです。

〝嚙むこと〟が胃腸にも心にもよい理由はいくつかあります。

まず、〝嚙むこと〟は消化というプロセスの第一段階です。食べ物を口の中で小さく細かくすることで、胃の負担が大幅に減るというのが大きな理由です。

胃は胃液を分泌し、食べ物をドロドロにして、腸が栄養を吸収しやすい状態にしますが、じっとした状態でそれを行っているのではありません。胃自体が伸びたり縮んだりして動き、食べ物と胃液を混ぜ合わせることもしています。**胃は動**

いて消化を促しているのです。

よく噛まなかったら、どうなるでしょう。食べ物の一部がかたまりのまま胃に入ると、それがドロドロになるまで混ぜ合わせる動きを長時間行わなければなりません。ビニール袋に固形物を入れて、「ドロドロになるまでずっともんでください」と言われたら……、きっと疲れますよね。胃だって同じです。

よく噛んで、細かくなった状態で入ってきたほうが、胃にやさしいのです。

「ひと口30回噛もう」とよく言われますが、食事の間、ずっと意識するのは大変なので、まずは**「食事のひと口めだけは30回噛もう」と意識**してみましょう。

そのためには、食事に集中できる静かな環境で食べ始めるといいですよ。

まず香りを嗅ぎ、ひと口めをゆっくりと味わいましょう。「今食べているものが、私の体を作ってくれる」と想像しながら、30回噛んでみてください。

噛むだけで、セロトニンが出てメンタルも安定

一定のリズムで〝噛むこと〟は、リズム運動のひとつです。

一定のテンポで同じ動きを繰り返すリズム運動は、メンタルを安定させる働きを持つセロトニンの分泌に効果的です。ガムを噛んでいると集中できたり、気持ちが落ち着いたりしますよね。それと同じことです。

これが〝噛むこと〟が胃腸にもメンタルにもいい、もうひとつの理由です。

また、実はセロトニンの多くは腸で作られています。腸で作られるセロトニンの役割は、脳で作られるものとは異なり、胃腸のぜん動運動を促進し、消化吸収を助ける働きをしています。前述したように、脳がセロトニンを作るために必要なトリプトファンは、腸が食べ物から吸収し、脳へ送っています。ふたつのセロトニンの分泌のためにも胃腸が健康であることが欠かせません。

ですから、もともと胃腸が弱いという人や、最近うつうつしたり、イライラしやすいなと思ったら、食事でとにかくよく噛みましょう。

根菜類のような歯ごたえのあるものを食べるようにしたり、味噌汁などの具材を大きめに切ったりすると、自然と噛む回数が増やせます。

よく噛めば、食べすぎることも減りますよ。

体質別 おすすめの味噌汁

ここでは、67ページからの体質チェックでわかる6タイプの体質別に、おすすめの味噌汁の具材をご紹介します。この1杯で、食物繊維もたんぱく質も摂れますよ。

具材の分量はお好みで。調理は、お鍋で煮てもいいし、電子レンジでチンでもいいけれど、野菜にはしっかり火を通し、胃腸にやさしく栄養を吸収しやすくして食べましょう。出汁入りの味噌を使ったり、インスタントの味噌汁に具材を足すのでもＯＫです。ほうれん草や小松菜、しいたけ、しめじ、ねぎなどは、どれに加えてもおいしくなると思います。

味噌汁を毎日の習慣にして、胃腸を整えていきましょう。

気虚《ききょ》

さつまいも＋油揚げ

さつまいもと油揚げを食べやすい大きさに切って入れる。油揚げは、薄揚げでも厚揚げでも、お好みで。さつまいもの代わりに、じゃがいもを入れても元気を補える。

気滞《きたい》

きゃべつ＋鶏卵（とき卵）

卵をとくのが面倒なら、市販の温泉卵やゆで卵を入れて、適当にほぐしてもOK。きゃべつの代わりに、玉ねぎや大葉、ピーマンを入れても気の流れを促せる。

血《けっ》虚《きょ》

玉ねぎ＋さば缶（水煮）

さば缶は、缶汁にも栄養が溶け出ているので、塩加減を見ながら汁ごと使おう。さば缶の代わりに、鶏卵や鮭の切り身、鮭缶などを使っても、血を補う効果が期待できる。

瘀《お》血《けつ》

大根＋にんじん＋いわし缶（水煮）

いわし缶は、缶汁にも栄養が溶け出ているので、塩加減を見ながら汁ごと使おう。いわし缶の代わりに、鮭の切り身や鮭缶を使っても、ドロドロの血を改善する効果が期待できる。

陰《いん》虚《きょ》

えのきだけ＋豚肉（豚小間切れ）

えのきだけは石づき部分を切り落とし、手で適当に割いて入れる。下処理したものを冷凍しておくと、すぐに使えて便利。えのきだけの代わりに、トマトやアスパラを入れても潤いを補える。

痰《たん》湿《しつ》

エリンギ＋豆腐＋わかめ

エリンギは包丁で切っても、手で適当に割いて入れてもいい。豆腐は切るのが面倒なら、スプーンですくって。エリンギの代わりに、大根や春菊を入れても排出効果が期待できる。

心と胃腸が弱ったときこそ！〝おかゆは食べる胃腸薬〟

おかゆというと、風邪《かぜ》をひいたときに食べるものというイメージかもしれませんが、心と胃腸が不調のときにこそ食べてほしいものです。

なぜなら、おかゆの材料のお米には、胃腸を整えて元気を補う働きがあるからです。私が中医学を学んだ恩師の口ぐせは、「おかゆは胃腸薬」で、軟便や下痢、食欲不振など、胃腸の不調を訴える患者さんにすすめていました。

温かくて、消化しやすいトロトロの状態なので、弱った胃腸に負担をかけずに食べられますし、続ければ胃腸がだんだん元気になってきます。実際に食べてみるとわかりますが、お腹がポカポカあたたまりますよ。

普段、濃い味に慣れていると、最初は物足りないかもしれませんが、すぐに飲み込まずよく噛んで、やさしい甘さをじっくり味わってみてください。

おかゆの作り方

1 米（白米）を洗い、米1、水6の割合で鍋に入れる。

2 火にかけ、沸騰するまでは中火、沸騰したら鍋のフタをずらして極弱火（とろ火）にし、ときどきかき混ぜながら20〜30分加熱すれば完成。

補足

▼味をつけたいときは、完成後にほんの少し塩を加える。水と一緒に出汁を入れて作ってもいい。

▼具材を入れる場合は、梅干し、しょうが、大葉、さつまいもや葉物野菜、きのこ類、昆布などの海藻類、干しえび、鶏肉などがおすすめ。

▼炊飯器のおかゆモードで作ってもOK。

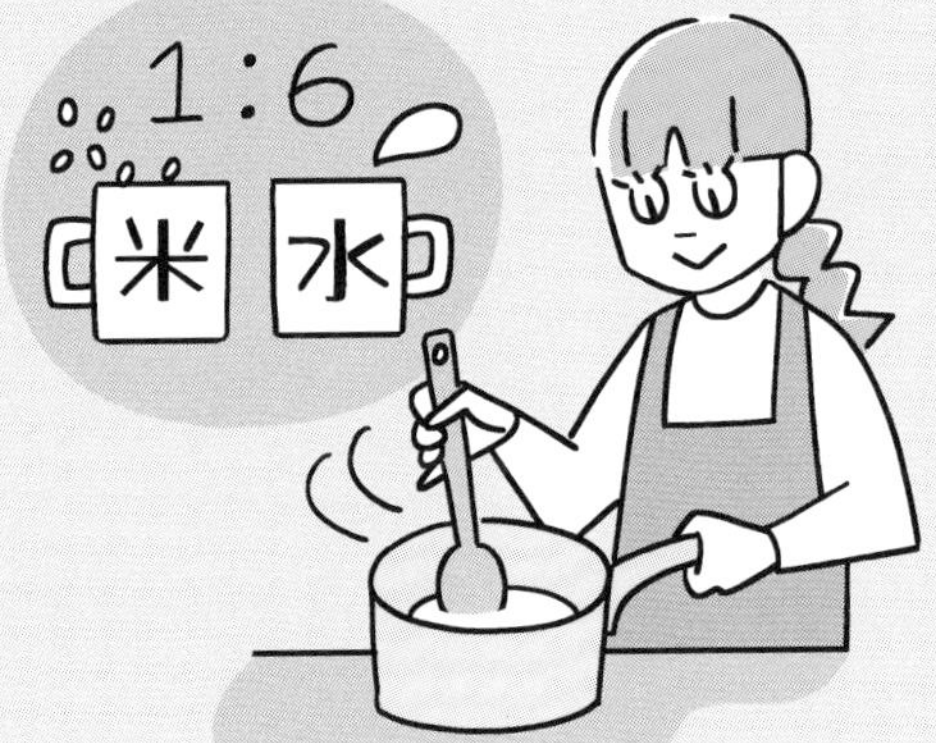

少量しか食べられないときは1日5食に分けましょう

「一度にたくさんは食べられない……」という場合は、胃腸の消化吸収する力が落ちている状態なので、無理して一気に食べてはいけません。

1日3食でなく5食にして、5回に分けて食べてみましょう。もちろんその場合は、1食分を半分くらいの量に減らして、分割するというイメージです。**1日で食べる総量は変えず、1回に食べる量を少なくして胃腸の負担を減らします。**

「それだと常に食べていることになりませんか?」という質問をいただくことがありますが、1食分が少ないので消化が早くなり、胃腸は休む時間を作れます。

食べられない状態を放っておくと、体も心もどんどん弱り、回復のきっかけがつかめなくなってしまいます。少量ずつでもいいので、こうすれば食べられるという自分なりの方法を探してください。

おかゆすら食べる元気がないなら重湯や汁だけ飲んで寝ましょう

おかゆすら食べる気が起きないような場合は、水分の割合を増やして重湯にしてみましょう。**重湯は〝飲む点滴〟**です。米1に対して水10～20くらいの割合で、おかゆと同じように作ります。できあがったら、うわずみを飲みましょう。

また、おかゆすら食べる気が起きないということは、食べるという行為、嚙んで飲み込むという行為すらしんどい状態だと思うので、**味噌汁やスープの汁だけを飲む**などでもいいでしょう。その場合の味噌汁は、お湯に味噌を溶いただけのものでもOKです。

ヘトヘトに疲れているときは食べたものを消化することすら負担になるので、無理して食べるよりも、寝ることを優先しましょう。

それでも回復せず、食べられない日が続く場合は、専門家に相談してください。

朝・昼・夜の3食で一番重視してほしいのは朝食

胃腸をあたためよう、胃腸にやさしい食事をしようと思っても、「毎食それを考えるのはちょっと大変……」という場合は、朝食だけでも重視しましょう。

朝は1日のスタートで、季節にたとえるなら春。春によい種をまけば、よい収穫につながるように、**心身ともに健康に1日を乗りきるためには、朝食で元気を補いましょう。**よい朝食とは、やはり〝温かいもの〟です。

ご飯、味噌汁、焼き魚といった和食の定番の朝食が、胃腸にやさしい理想的な朝食です。また、中国の定番の朝食であるおかゆも、食べればお腹があたたまって胃腸が目覚め、1日の元気を補ってくれます。

漢方相談で相談者さんに朝食としておかゆを提案すると、「お昼までにお腹が空いちゃいます」と言う方もいますが、お腹は空いていいんです。

なぜなら、**お腹が空く＝胃が食べ物を迎え入れる準備ができたという合図**だからです。食べたものが、胃から次の消化吸収器官である小腸に移動してなくなると、胃は次の食べ物を迎え入れるために強く収縮します。その際、空気や水分が振動することで、グーッと音が鳴ったりするのです。

お腹が空くということは、「次の食事を食べられるよ」という胃からの合図。ですから、お昼の前にお腹が空いているのはいいことなのです。

もし、朝食を食べすぎてお腹は空いていないのに、「お昼の時間だから」と昼食を摂っていたら、胃腸を働かせすぎていることになります。**元気を出すための食事で、かえって元気を奪われないように、食べすぎには気をつけましょう。**

冷たいものだらけの朝食を見直しましょう

また、朝食で盲点になりやすいのが、冷たいものが多くなりがちなことです。

健康を強く意識している人ほど、スムージー、ヨーグルト、生野菜サラダ、グラノーラに冷たい牛乳をかけたものを朝食で摂っています。

すでにお伝えしたように、〝冷たいもの〟と〝過剰な水分〟は胃が嫌いなもの。よかれと思って毎日食べているそれらが、胃腸を弱らせ、メンタル不調の原因になっているのかもしれません。不調が続いているなら、しばらくはおかゆや和の朝食に変えてみることをおすすめします。

朝食で胃腸を元気にしたら、昼食と夕食で食べるものはそこまで配慮する必要はありません。とはいえ、食べすぎや夜寝る直前に食べることは、当然胃腸に大きな負担をかけるので避けましょう。

また、どうしても食欲がない朝は、無理して何か食べようとしなくても、温かい飲み物だけ飲めばOK。なかでもおすすめは、温かい豆乳です。

ただ、朝起きたときに、「お腹が空いたな〜」と感じないということは、前の晩に食べたものの種類や量、食べた時間に問題があるかもしれません。〝冷たいもの〟〝甘いもの〟〝脂っこいもの〟を摂りすぎていないでしょうか。思い当たる原因があったら、その日の夕食で食べるものや時間を調整しましょう。

朝起きたら空腹を感じるのが、胃腸が元気な証拠。それが理想的な状態です。

その食べ方、自分をいじめてない？ つい食べすぎてしまう人へのヒント

「ストレスで、ついたくさん食べすぎちゃう……」。そんなとき、あなたが口にしているものは、本当に食べたいものですか？　チョコレート、スナック菓子、ジャンクフードなど、「この味が大好きでやめられない」と思っているかもしれませんが、あなたの心と体は本当にその食べ物を求めているでしょうか？

漢方相談で話を聞いていると、**つい食べすぎてしまうとき、本当に自分が食べたいものを食べている人は、意外と少ない**ことに気がつきます。満たされない思いを抱えていたり、疲れ果てていたり、そんな自分をなんとか支えようとして、手軽に食べられるものに頼っている。そんな方が多いのです。

普段の生活で自分を抑えて我慢したり、周りに合わせてばかりいたら、自分が食べたいものもわからなくなってしまいます。心と体が本当に欲しているものが

わからない、心と体の声が聞こえない状態になっていくのです。

そして、「今、何が食べたいかな?」と考えることさえしんどくなって、「なんでもいいや」とコンビニなどですぐ買えるものや買い置きを適当に食べてしまう。じっくり味わう余裕もなくて、刺激の強い濃い味を選んでしまう。

でもそれは本当に食べたいものではないから、心も体もいつまでも満足しなくて、食べすぎる。それによって胃腸が弱り、さらにメンタルも弱り、ストレスでまた食べて……、という悪循環になるのです。

この悪循環を断つには、**普段からできるだけ「今、何が食べたい?」と自分に聞く**ことです。心の声も体の声も、最初はなかなか聞こえないかもしれません。でもそれは、ずっと自分の声を無視し続けてきたから。そこで諦めて、いつもの手軽な食べ物を選ぶのではなく、もう少し耳を傾けてみましょう。

「今、食べたくないものは?」と消去法で選択肢をしぼってみたり、「肉と魚なら、どっち?」と二者択一で聞いてみるのも、答えに近づく有効な手段です。

自分をいじめるような食事はやめて、自分をいたわる食事を心がけましょう。

つい食べすぎてしまうのを防ぐには

強いストレスのせいでというだけでなく、普段から、つい〝腹八分目〟を超えて、お腹がパンパンになるまで食べてしまうという人もいるでしょう。

胃は収縮運動をして、入ってきた食べ物と胃液を混ぜ合わせて消化しますが、**胃の中に空きスペースがなくなるほど食べてしまうと、その混ぜ合わせる作業がすぐにはできなくなり、胃に大きな負担をかけてしまう**のです。

そうなることを防ぐのにも、よく噛むことが有効です。一定のリズムで噛めば、メンタルを安定させる働きを持つセロトニンが分泌されます。また、**よく噛むことで、早食いを抑制できます。**

私たちが満腹だと感じるには、実は二つの条件が必要です。

ひとつめは、食べ物が入って、胃が拡張すること。そしてもうひとつが、血液の中に糖が取り込まれて血糖値が上昇し、それを脳の満腹中枢が感知して、「もう食べなくていいよ」と食欲を抑える指示を出すことです。

でも、**その指令を脳が出すまでに、食べ始めてから20分ほどかかります。**その20分の間に、ガツガツと早食いしたら、度を越した量をつめ込むことになります。ですから、そうならないように、いかに時間をかけて食べるか、を考えると食べすぎを防げるのです。

まずは、**よく噛む。**そして、**小さいスプーンを使ってひと口を小さくする、箸置きを使ってひと口ごとに箸を置く、**なども、時間をかけるために有効です。

前述した〝汁物を先に全部食べる〟のもひとつの方法です。その際も一気に流し込むのではなく、ひと口ずつ食べ、具はしっかり噛みましょう。

香りを嗅いで、色をしっかり見て味わいましょう

さらに実践してみてほしいのは、**ひとつひとつの食材の香りを嗅いだり、色合いや食感を楽しみながら食べる**ことです。

メンタルが不調になると、頭の中が考え事でいっぱいになり、常に心ここにあらずで〝今にいない〟場合が多くあります。ご飯を食べているときもそうで、

しっかり味わうことなく、ただ口に運んでいるというふうになりがちです。

そんなとき、〝今にいる〟感覚を得るもっとも簡単な方法は、五感を刺激すること。**自分と外の世界をつなぐセンサーである五感を使えば、食事に意識が向く**ようになります。

食べるときは、香りを嗅ぐことが五感を刺激しやすい方法です。香りは、鼻から入り脳の大脳辺縁系《だいのうへんえんけい》（学習や記憶、情動の表出に関与）に伝わります。また、視床下部《ししょうかぶ》（自律神経系や内分泌系《ないぶんぴつけい》をコントロール）にも香りの情報が伝わります。つまり、**香りは直接脳に届き、心や体に大きく影響する**のです。

口もとまで持ってきた食べ物をすぐ口に入れるのではなく、香りを嗅ぎ、「これ、こんな香りがするんだ」と、感じながら食べてみてください。香草やかんきつ類の香りを嗅げば、気分もさわやかになります。

色に着目してみれば、ミニトマトでもひと粒ひと粒、微妙に色が違ったりします。よく噛んで食材ごとの歯ごたえの違いを感じてみるのもいいでしょう。

こうしたことを実践してみると、自然に食べすぎることが減っていきます。

がんばりすぎず、ゆる〜くが、心と体をいたわる自炊のコツ

「日々の食事の重要性はわかってる。でも今はメンタルが弱っていて、料理をする気持ちの余裕がない……」。そんな方もいらっしゃるでしょう。

〝自炊〟と聞くと反射的に、イチから手間をかけて作らなければダメ、と感じるかもしれませんが、そんなことはありません。

また、調理の工程を、プロの料理人のように完璧にしないと健康になれないわけでもありません。

たとえば、味噌汁の場合、カット野菜を使ってもいいし、出汁入り味噌を使っても構いません。作る気力も体力もないときは、インスタントの味噌汁を利用すればいいのです。インスタントの味噌汁にはちょっとした具が入っていますが、そこにカットして売られているねぎを加えたり、豆腐をスプーンで適当にすくっ

て入れたりすれば、具材の数を簡単に増やせます。

最近では、具がしっかり入っていて添加物不使用のスープや、国産野菜を使ったおかずなどの良質なレトルト食品が以前より増えており、インターネットなどで購入できます。

メンタル不調で気力がわかず、作るのが難しいときは、そのようなレトルト食品も利用すればいいのです。少し割高に感じるかもしれませんが、それが自分の心と体をケアすることにつながると考えてみましょう。

調理のプロセスで、火を使って茹でたり煮たりするのが面倒ならば、電子レンジも積極的に活用しましょう。包丁を使いたくなければ、キッチンばさみでカットしても、手でちぎってもOKです。

具だくさんの味噌汁だけ作って、レトルトのご飯と一緒に食べてもOKです。

〝自炊〟のハードルを自分で高くしてしまわず、省ける手間は省きながら、「これならできる」という方法を探してみましょう。

がんばりすぎない、ゆる〜い自炊で、自分をいたわりましょう。

調理法に迷ったら、〝蒸す〟〝煮る〟がおすすめ

中医学の理論に基づく薬膳《やくぜん》では、体のためにもっともよい調理法（加熱の方法）は、〝蒸す〟です。なぜなら、食材の栄養を逃がすことなく加熱できるから。せいろや蒸し器を使わず、電子レンジでチンでもＯＫです。

次によいのが〝煮る・茹でる〟。汁物はここに入ります。

その次は〝焼く〟、〝炒める〟。そして〝揚げる〟が最後です。〝揚げる〟は健康のためというよりも、おいしく食べるため、味を楽しむための調理法です。

つまり、**できるだけその食材の栄養を丸ごと取り入れられる調理法で、かつ油分を過剰に使わない調理法が、健康によいとされている**のです。

その日の「これが食べたい！」という気持ちが最優先ですが、「この食材をどう調理しよう？」と迷ったときは、〝蒸す〟〝煮る〟をおすすめします。

揚げ物は、嗜好品！胃腸のためにも控えめに

胃腸やメンタルの不調があるときは、揚げ物を頻繁に食べるのは避けましょう。理由は油分が多く、胃腸の負担になりやすいからです。揚げ物は〝嗜好品〟ととらえて、ときどき楽しみのために食べるもの、と考えてみてください。

市販のお惣菜の揚げ物やスナック菓子は、そもそも**質の悪い油で揚げられていたり、作られてから時間が経つことで油が酸化している**可能性が高いです。

酸化した油は体に有害な物質を作り出すので、胃腸はもちろん、全身への負担になってしまいます。

どうしても揚げ物が食べたいなら、それは週に1回程度のお楽しみにして、焼き魚や炒めたおかず、茹でたお肉や煮物のおかずの日を増やしていく。

胃腸のために、そんなところから変えてみてください。

外食もお惣菜もかしこく利用しましょう

外食やお惣菜も、うまく活用すれば問題ありません。

自炊ではなく、お店を頼ったときには、「今日は自分に少しラクをさせてあげられた」と思えばいいんです。

外食するなら、味噌汁やスープがついている定食を選ぶ。セットのドリンクは温かいものにしましょう。

スーパーやコンビニのお惣菜は、店舗にもよりますが揚げ物が多く、それ以外の選択肢が少ないことが気になる点です。

ただ最近は、健康を意識したメニューが選べるネット通販や宅配があります し、揚げ物以外のお惣菜が充実している実店舗も増えてきました。

そのような店には、たとえばひじきや切り干し大根の煮物、きんぴらごぼう、青菜のおひたし、豆のサラダなどの副菜や、肉や魚でも揚げたものではなく、煮たり焼いたりした主菜があります。できるだけ、こうしたものを選ぶようにしましょう。

また、スーパーやコンビニではお惣菜以外にも、冷凍食品という選択肢もあるので、うまく活用してください。

お惣菜を選ぶときのもうひとつのポイントは、〝同じものばかり選ばない〟です。毎日同じものを食べていると、体の中が同じ栄養ばかりに偏っていきます。中医学の理想は、〝偏り〟がなくバランスのよい状態です。そのためにも、毎回できるだけ違うものを選ぶといいですね。季節限定のものがあれば、その期間にぜひ食べてみましょう。**旬の食材には、その季節の体に必要な栄養が含まれています。**

毎日食べるものがあなたの体を作っています。

胃腸やメンタルに不調が出ているときはなおさら、体の負担にならず、心もホッとするような、自分にやさしいものを選んで食べましょう。

よかれと思って続けている食習慣も〝引く〟の意識で見直しを

健康を意識しているからこそ摂っている、納豆、もずく酢、ヨーグルト、プロテインなどなど。常備している方も多いかもしれませんね。

どれも絶対に食べないほうがいいような悪い食べ物ではありません。ですが、本当に食べたいと思って食べているか、食べて体調にどんな変化があったかなどを考慮せず、ただ毎日の習慣にしているなら、ちょっと待ってください。

一般的に健康にいいとされる食べ物であっても、すべての人によい、どんなときもよい、とは限りません。

ネバネバしていたり、とろみのあるものは、体の中で水分が停滞する原因になります。〝過剰な水分〟は胃腸が嫌いなものでしたね。また、よく嚙まず飲むように食べてしまいがちですし、しっかり嚙もうとしてもつぶしきるのは難しいので、胃腸に負担をかけることになります。

冷たい状態で食べたり飲んだりすることも胃腸の負担になります。

また、ヨーグルトは体質に合っていればいいのですが、気分がうつうつと落ち込みやすいならば、今の体質には合っていない可能性が高いです。

プロテインは、手軽にたんぱく質が摂れるからと、パウダータイプのものが流行っていますね。ですが、不自然な量を一度に摂取しやすいため注意が必要です。

余分なたんぱく質は悪玉菌の餌になり、腸内で有害物質を発生させて、腸内環境を乱します。胃もたれ、下痢や軟便、食欲不振の自覚があるならば、たんぱく質の摂りすぎかもしれません。プロテインパウダーは水や牛乳で溶くので、水分過多になる点も心配です。

何か不調を感じているなら、「健康にいいはずだから」と続けるのではなく、一度やめてみましょう。〝引く〟を実践しながら、体と心の変化を感じることが、今の自分に合うことを見つける最短ルートです。

メンタル不調が気になるなら、脂質カットも糖質制限もNG

メンタルに不調を感じているなら、脂質カットや糖質を制限するダイエットはやめましょう。続けていると、メンタルがさらに不安定になってしまいます。揚げ物は嗜好品と考えましょう、とお伝えしましたが、それは、油をすべてカットしましょう、という意味ではありません。**油自体は健康な心と体を作るために不可欠なもの**です。質を選ぶ必要はありますが、ゼロにしてしまっていいものではないのです。

油は、体にとって重要なエネルギー源であり、脂溶性のビタミンを吸収するためにも必要です。また、ホルモンや細胞膜を構成する成分でもあり、脳や肝臓、神経組織などに多く含まれ、体を正常に動かすために欠かせません。

中医学でも、**油は体内や肌の潤いを補い、体をあたためたり、体を動かすエネ**

ルギー源になるので、欠かせないもの。特に消耗しやすい冬場には、胃腸に負担をかけない範囲で肉類から油脂を摂りましょう、と言われています。

糖質制限のためにと、お米やいも類、小麦で作られる食べ物を極端に避けることも、おすすめできません。

中医学では、お米やいも類は体を動かすエネルギーである気を作る、大切な食材です。どちらも、五臓の脾の働きを正常にする効能もあります。つまり、**お米やいも類をゼロにすると、胃腸が弱って元気がなくなってしまう**のです。

グルテンフリー商品が増えるなど、昨今「小麦は悪だ」という風潮ですが、中医学ではむしろよい食べ物で、生薬としても使われています。

また、食材としての**小麦には、メンタルを安定させる働きがあります。**ですから、過度に怖がる必要はありませんが、同じものを食べ続けていると栄養は偏っていくので、食べすぎには注意しましょう。パン、パスタ、うどん、ピザ、ラーメン、を繰り返すような食べ方は避けて、お米やいも類を積極的に食べてください。

甘いものを食べて「幸せ〜」が、胃腸やメンタルに与える影響は？

糖質制限はしないほうがいいと説明しましたが、それは、甘いものを好きなだけ食べていいということではありません。

甘いものを摂ると脳内で、やる気や喜び、快楽をもたらすドーパミンや、1章でお伝えした〝幸せホルモン〟のセロトニンが分泌されます。**甘いものを食べるとまさに〝幸せ〟を感じられるので、私たちはついつい甘いものに手が伸びてしまう**のです。

ですが、中医学では、バランスがとれていることが健康な状態と考えます。〝甘い〟という味の摂りすぎは、体の中でバランスの偏りを生み、不調につながると考えます。

また、はじめのうちこそ〝幸せ〟を感じられても、次第に**甘いものがないとイ**

ライラするという依存に陥ってしまう可能性があり、メンタルへの悪影響も十分に考えられます。

さらに、毎日、大量に食べ続けていると、体内にドロドロした不要物が溜まって排出できず、そのせいでむくみ、便秘、生理痛、ニキビなど、あちこちに不調が出てきます。

西洋医学的には、お菓子などに使われている糖は、果物や炭水化物に含まれる糖とは異なる性質を持ち、大腸の中で異常発酵をして便秘やガスの原因になる、という説もあります。

胃腸が不調になれば、メンタルも不調になるのはお伝えしたとおり。つまり、甘いものの食べすぎは、胃腸にもメンタルにもよいことはありません。

まずは、「ご飯を食べる時間がないから、ちょっと甘いものをつまんでおこう」のように食事代わりにすることや、口寂しくてつい甘いお菓子を食べてしまうといった習慣を改めましょう。

甘いものは〝嗜好品〟。楽しみとして、ときどき食べるくらいが適切です。

甘いものは〝鎮痛剤〟と同じ

甘いものにはメンタルを安定させる効果があるため、疲れたり、体に痛みがあったり、ストレスでイライラしたり、心が不安定なときなどは、自然と甘いものが食べたくなります。そして、**食べれば一時的に疲労が回復したり、痛みがやわらいだり、メンタルが安定する**という効果が得られます。

ですから、甘いものをひと口も食べてはいけない、とは言いません。ただし、それは一時的な効果です。**どんなに甘いものを食べても、心の不調の原因を消し去ることはできませんし、体が根本からよくなることもありません。**あくまでも、**〝鎮痛剤〟と同じような効果**であることを忘れずに。鎮痛剤も常用、多用したら効きが悪くなるし、胃腸に負担をかけますよね。甘いものも同じです。

今まで10食べていたものを、いきなり0にするのではなく、まずは5や6にできないかと考えてください。そして、甘いものは鎮痛剤として、もしくは、自分へのご褒美や楽しみとして、ときどき食べるものという位置づけにしましょう。

低栄養の食品と、ニセモノの糖は避けて

甘いものとひと言で言っても、その種類はいろいろです。甘いものを適度に摂るのはいいのですが、例外があります。それが、〝エンプティカロリーの甘いもの〟と〝人工甘味料〟。これらはメンタルにも胃腸にもよくありません。

エンプティカロリーの食べ物とは、〝カロリーは高いけれど栄養価が低いもの〟で、ファストフードやインスタントのカップ麺などがよく挙げられます。甘いもので言えば、ケーキやドーナツ、カップケーキなどのお菓子や、生クリームたっぷりの飲み物など。どれも脂質と糖質が極端に多く、たんぱく質が少なく、ミネラルやビタミンがほとんど含まれていない点が問題です。

ときどき楽しみのために食べるのはいいですが、食後に必ずコンビニスイーツを食べる、毎日生クリームたっぷりのドリンクを飲む、といった習慣があるな

ら、減らすことをおすすめします。

人工甘味料は、化学的に合成された甘い味をつけるためのもので、キシリトール、ソルビトール、アスパルテーム、アセスルファムK、スクラロースなどの種類があります。〝自然界にない甘味〟というところがおすすめできない理由ですが、市販のジュース、ガムやグミなどの甘いお菓子によく使われています。〝カロリーゼロ〟や〝糖質オフ〟をうたう清涼飲料水やお酒、ドレッシングなどの調味料にも入っていることがあり、気づかずに毎日摂っている可能性があります。

人工甘味料の健康への影響はまだ不明な点が多いのですが、特に長期間にわたる摂取では悪影響も報告されています。

また、人工甘味料を使った食べ物は、甘い味がしても自然の糖が使われてないため、いくら食べても体は「あれ？　疲労が回復しないし、メンタルも安定しない」と感じます。そこで「もっと摂らなきゃダメだ」となりがちなのも問題です。

少量を摂るぶんには問題はないでしょうが、商品を選ぶ際には原材料を見るようにして、できるだけ普通の砂糖を使っているものを選びたいですね。

〝量〟さえ守れば、砂糖を摂ることは問題なし

よく「白い砂糖は体を冷やすから、避けたほうがいいんですよね？」と聞かれます。

結論から言うと、中医学の観点では、**白砂糖は特に体を冷やすものではありません。**そもそもこの説は、〝白い食べ物＝精製されている食べ物〟が体によくないという説と、白砂糖の使用を避けるマクロビオティックなどの食事法がごちゃ混ぜになったものだと思います。

砂糖は中医学では、白砂糖、黒砂糖、氷砂糖の３種類に分かれます。

中医学では、すべての食材はそれぞれの性質を持っているという考えが基本にあり、大まかに、体をあたためる性質、あたためも冷やしもしない性質、体を冷やす性質に分かれます（Ｐ１４４参照）。

その性質の面から砂糖を見ると、次のようになります。

- **白砂糖は、あたためも冷やしもしない（三温糖は白砂糖を煮つめて作るので、性質は白砂糖と同じ）**
- **黒砂糖は、冷えを散らして体をあたためる**
- **氷砂糖は、あたためも冷やしもしない**

どれも体を冷やすものではないので、お好みに合わせて、適量を使いましょう。

砂糖からミネラルを摂ろうとしなくていい

砂糖がもたらす可能性のある害は、摂りすぎることで体内にドロドロの不要物が溜まることです。**不要物が排出されないと、メンタル不調の原因になりますし、血行も悪くなるので、結果的に体が冷えます。**

そういう意味では砂糖が体を冷やすかもしれませんが、それは砂糖だけでなく、油分が多い食べ物を毎日食べていても同じこと。大量に継続して摂りすぎることが問題なのです。

また、「黒糖（黒砂糖）は精製されていないので、ミネラルが入っているから体にいい」という説もよく聞きます。でも、**砂糖でミネラルを摂ろうとするよりも、海藻や魚介類を食べるほうがずっと効率がいい**でしょう。

冷えを気にして砂糖を避ける必要はありませんが、摂りすぎればメンタルと体の両面で不調の原因になるので、量には注意が必要です。

どうせ食べるなら、心と体が喜ぶ甘いものを

甘いものでおすすめといえば、一番いいのは果物です。特に**旬の果物を食べれば、その季節に必要な栄養が自然に摂れます。**

冷蔵庫から出してすぐの冷たい状態で食べるのではなく、少し室内に置いて、常温に近い温度で食べるといいでしょう。

さらにおすすめなのが、〝**焼きフルーツ**〟。柿、梨、りんご、バナナなどをオーブントースターやフライパンで焼くと、甘みが凝縮されて新しいおいしさを発見できますよ。

ドライフルーツもいいですが、砂糖が添加されていないものを選ぶようにしましょう。

最近では、薬膳食材のなつめも、扱う店が増えてきました。**なつめは、甘いうえに胃腸を丈夫にし、心の安定にもよいとされる優秀なスイーツ**です。

焼きいも、干しいも、焼き栗などの、自然な食材で甘いものもいいでしょう。

自分で簡単に作れるものとしては、黒ごまペーストにはちみつを混ぜ、砕いたアーモンドやくるみなど、好きなクラッシュナッツと混ぜ合わせる**〝黒ごまスイーツ〟**をぜひお試しください。

もし、和菓子か洋菓子かで迷ったら、和菓子を選びましょう。洋菓子より油分と乳製品が少ないのが利点です。元気なときなら洋菓子でもいいのですが、胃腸に不調があるときは和菓子のほうがいいでしょう。

甘いものをゼロにする必要はありませんが、少し意識を変えないと、不調の状態も変わりません。**「甘いものを摂りすぎていたかも……」と思ったら、量を減らす、食べるものを替える**など、小さなことから試してみてください。

Q 仕事がブラックで、うつになりそうですが、辞めるのも怖いです

A 命以上に大事なものはありません。休め、そして必要なら逃げてください

勤務状況がきつい、人員不足でひとりで膨大な量の仕事を抱えている、というようなとき、私の意見は「休め、そして必要なら逃げろ」です。人生にはがんばって耐えることが必要な場面があるのは認めますが、心や体を壊してまでやらなきゃいけないことはありません。休んでいいし、逃げていいし、辞めていいし、無視していい。あなたの命が何よりも大切です。ちょっと休みましょう。辛いことを正面から乗り越えようとしなくても、避けて回り道をしたり、違う方向に行ってもいい。いったん諦めて気分が乗ったら再チャレンジしてもいいし、なんならまた逃げたっていい。どんな状況でも、自分だけは自分の味方をして、生き残ること、穏やかに暮らすことを優先してください。

〝基準値〟の数字を気にして不安にならなくていいんです

鉄や亜鉛などのミネラル類、葉酸、ビタミンB群、トリプトファン。

いずれも一般的に、メンタルを整えるのに効果があるとされている栄養素です。意識してサプリなどを摂っている方も、いらっしゃるかもしれませんね。

ですが中医学では、〝ひとつの栄養素が不足しているから、そのせいでメンタル不調が出ている〟とは考えません。

今何か不調が出ているなら、確かに何かしらの栄養の過不足はあるのだろうと思います。西洋医学ではその過不足を、〝基準値〟という数字を設定して定義し、基準値の範囲内かどうか、で栄養の過不足や体の状態を判断します。

しかし**中医学には、〝基準値〟という概念はない**のです。

たとえば、「鉄分は成人に1日＊mg必要です」と言われているとして、その量が私にもあなたにもお年寄りにも、みんなに同じ量が必要かどうかはわかりません。**身長、体重、胃腸の調子、体質などが人それぞれすべて違う**からです。

メンタル不調＝鉄分不足、とは限らない

西洋医学では、メンタル不調の人は特に鉄分が不足しているという説もあり、一部はそういう人もいますが、すべての人には当てはまりません。

鉄分はミネラルの一種。ミネラルは、神経や筋肉の中でさまざまな生理機能を調整していて、自律神経やメンタルを整えるためにも欠かせない栄養素です。

ですが、**鉄分だけがメンタルのための働きをしているわけではありません。**

それに中医学では、必要な栄養の種類や量は、人によって千差万別と考えます。

そもそも**胃腸が弱っていると、鉄剤を処方されても吐き気が起きる場合があり、うまく吸収できない**こともあります。前述したように、特定の成分を抽出して固めたものは不自然なものなので、摂るなら自然の食材からほかの栄養素とともに摂るほうが、吸収率の面でもおすすめなのです。

「鉄分が足りないならサプリメントで摂ればいいよね？」と単純に決めてしまうのは、部分だけを見ているようなものです。

中医学では、もっと全体的にとらえます。今の心や体にどういった症状が出ているのか、また最近どんなものを食べていたかをまず確認します。

何か不調が出ているということは、何かのバランスが崩れた結果だよ、その崩れた原因は人によって違うよ、だから対処法も違うんだよ、と考えます。

そして、**心や体に何かしら不調が出ているときは、やはり食べているもの、飲んでいるものが関係していることがとても多い**です。

数字で見ていると、少しでも基準値からずれるとすぐに不安になってしまいますよね。逆に、その範囲内の数値であれば、何も問題はないはずだと安心しきってしまうという弊害もあります。

重視すべきは、個別の栄養素の数値や基準値ではなく、どんな症状が出ているかです。数字よりも、自分の心と体の状態に目を向けましょう。

心の安定に欠かせないたんぱく質は、動物性も植物性もバランスよく

個別の栄養素にとらわれすぎる必要はないのですが、胃腸と心を元気に維持していくためには、全体で見たときの栄養のバランスはやはり大切です。

おにぎりやパンだけで簡単に食事を済ませてしまうことがあったり、パスタやうどん、そばなどのめん類を単品で食べることが多いと、どうしても炭水化物が過多になり、たんぱく質が不足気味になっていきます。

たんぱく質は、私たちの体を作っている物質そのもの。ですから、欠かすことはできず、ある程度の量は必要です。

また、たんぱく質は、ストレスに対抗して心をリラックスさせるセロトニン、やる気や幸福感などに関わるドーパミンなど、**メンタルに関連の深い神経伝達物質のもとにもなります。**

動物性のたんぱく質と植物性のたんぱく質、どちらがいいのかと気にする方もいますが、どちらもバランスよく食べるのが理想です。

動物性たんぱく質である肉や魚は、メンタルの安定に欠かせない血《けつ》を補ってくれるものが多く、ミネラル類やビタミンも豊富です。

中医学には、**〝血肉《けつにく》友情の品〟という考え方があり、肉は血に変わりやすく、力が出る食べ物**です。疲労感が強いときには、鶏肉や牛肉を蒸す、茹でる、煮る、焼くといった調理で食べるといいでしょう。ただし、肉は脂と繊維が胃腸に負担をかけるので、摂りすぎには注意が必要。脂身の少ないものを選び、よく噛んで食べてください。胃腸が弱っているときには、ひき肉がいいですよ。

日本は海に囲まれた国で、昔は肉より魚を多く食べてきた民族なので、魚ももっと食べるといいですね。**生の魚を調理するのはハードルが高いなら、さば缶やツナ缶などの魚の水煮缶の活用**をおすすめします。

植物性のたんぱく質を手軽に摂りたいときは、味噌汁に豆腐や油揚げを入れれば、たんぱく質と食物繊維、味噌のミネラルやビタミンなどを一度に摂れます。

理想は、肉を消化できる強い胃腸を維持すること

「元気で長生きしている人は、みんな肉を食べている」というような情報を見かけることがよくあります。でも、私の解釈は少し違っていて、〝肉を食べているから長生き〟なのではなく、〝その年齢まで肉を消化吸収できる胃腸を保ってきた〟から長生きできていて、高齢になっても肉を食べられているのです。

たんぱく質は幼少期から20代後半頃までは、体を作っていくために必要です。また、**60代以降の高齢者も、筋肉量を維持するために積極的に摂るべき**です。

ですが、胃腸は30代後半頃から加齢によって機能が落ち始めます。そのため、中年になっても20代までと同じ量の肉を食べ続けると、その負担が胃腸の機能低下を促進してしまい、高齢になったときに肉を受けつけなくなるのです。

高齢になっても肉を食べられる丈夫な胃腸を保つためにも、**30～50代の間は、たんぱく質（特に脂身の多い肉）の過剰摂取を避け、適量を摂る**ようにしましょう。

揚げ物を食べるときに胃腸を守ってくれるふたつの野菜

「揚げ物は大好きだけど、胃腸に負担がかかるから控えなきゃ」。こんなふうに、ちょっと食事を意識して調整できるようになると、心も体も大きく調子を崩すことがなくなり、安定してきます。

でも、たまには「どうしても揚げ物が食べたい！」という日もあるでしょう。そんな日に一緒に食べてほしいのが、きゃべつと大根です。

外食すると揚げ物には、千切りきゃべつや大根おろしが定番のように添えられていますよね。これらは、胃腸の負担を軽くし、胃腸を守ってくれるのです。

きゃべつには、キャベジン（ビタミンU）と呼ばれる成分が含まれていて、胃粘膜の新陳代謝を活性化し、胃壁を強くして、胃を守ってくれます。

中医学的にも、きゃべつには胃を健康にする働きがあります。生よりも加熱したほうが有効な成分を吸収しやすい状態になるので、加熱して添えるとベストです。ひと口大に切って、レンジで加熱し、かつお節とポン酢をかけるとおいしいですよ。

大根には、ジアスターゼとプロテアーゼという成分が含まれています。ジアスターゼはデンプンを消化する酵素、プロテアーゼはたんぱく質の分解を促す酵素です。固形の大根をすりおろすことで細胞壁が壊れ、そこから酵素が出て摂りやすい状態になっているので、揚げ物に大根おろしを合わせるのは、とても理にかなっています。

酵素は加熱に弱いので、生のままがいいとされますが、中医学的には、加熱した大根にも消化を促す力はあるので、どちらを選んでもいいでしょう。

胃を守ってくれるきゃべつ、消化を促してくれる大根、それぞれ作用が違いますが、どちらも胃腸の強い味方です。

揚げ物を食べるときはもちろん、普段の食事でもぜひ一緒に食べてください。

疲れが抜けない感じがするなら、〝黒いもの〟と〝実のもの〟を

心も体も元気が出ない、いつも疲れている感じがするなら、胃腸（脾）だけでなく、生命力の要である五臓の腎も弱っているかもしれません。

そんなときは、腎を元気にする〝黒いもの〟と〝実のもの〟を食べましょう。

〝黒いもの〟は、黒ごま、わかめや海苔などの海藻類、黒豆、黒きくらげなど。

〝実のもの〟は、大豆、枝豆などの豆類や、栗、くるみ、カシューナッツ、松の実などのナッツ類です。

腎が弱ると、メンタル面ではやる気や気力がわかなくなったり、恐怖や焦りを感じやすくなったり、記憶力が落ちるなどの症状が出ます。

ご飯やおかずに黒ごまをふりかける、ナッツをおやつ代わりにつまむなどして、〝黒いもの〟や〝実のもの〟で、腎にパワーチャージをしましょう。

メンタル不調のときはカフェインやアルコールはゼロに？

「メンタル不調のとき、コーヒーやお酒はダメですよね？」とよく聞かれます。

カフェインは、交感神経を刺激する興奮剤の働きを持っているので、ドキドキしやすい、不安になりやすいという人は、控えたほうがいいでしょう。

コーヒー、お茶、チョコレート、エナジードリンクなどのカフェインを含むものは、パニック発作が起きやすかったり、不安感が強いなら避けましょう。

特にエナジードリンクは、カフェインと糖をガツンと入れて体を強制的に覚醒、興奮状態にするようなものです。心の元気をくれる飲み物ではなく、むしろ心を不安定にしてしまうのでおすすめできません。

コーヒーや紅茶を飲むことが、リラックスやリフレッシュにつながるという人もいるでしょう。ちょっと情緒が不安定だったり、だるさが抜けないなという感覚があるときにも、**1杯飲めばほっと落ち着いたり、シャキッとして元気が出るのなら、飲んでもいい**です。

ただ、頼りすぎて大量に摂ると胃腸にも負担をかけることになり、交感神経も過度に興奮させてしまいます。日本人の4人に1人はカフェインを150㎎摂取するだけで不安定な気持ちになる、という研究データもあります。

コーヒー1杯に含まれるカフェイン量はおよそ80㎎なので、**1日2杯までを目安に、ゆっくりと香りも味わいながら飲みましょう。**

緑茶には、イライラのもととなる熱を鎮める働きもあります。**気分のイライラに悩んでいるなら、コーヒーより緑茶を飲む**ようにしてみてください。

アルコールは〝強い薬〟、メンタル不調のときにはおすすめしません

お酒は、メンタルが不調なときは避けましょう。アルコールによる高揚感で一時的に不安が解消されるかもしれませんが、効果が切れると反動でより不安に襲われるため、多量飲酒を続けてしまいやすく、その害は想像に難くありません。

加えて、お酒は高カロリーのものが多く、つまみも脂っこいものや生ものが多いため、体内に不要物を溜めることになり、体や心の不調につながります。

アルコールは古来から、一種の薬としても使われてきました。うまく使えれば、血流改善、冷えの改善、食欲の回復などにも役立つし、気分をゆるめてリラックスさせる精神安定剤のような働きもしてくれます。

しかし、やはり〝強い薬〟なので、付き合い方をコントロールできるならよいのですが、メンタルが弱っているとどうしても、うまくコントロールできません。

ですから、今メンタルの不調を感じているなら、避けましょう。

私の漢方相談では、「お酒がやめられない」という人に対しては、まず、なぜやめられないのか理由を探っていきます。そして、たとえばストレスや不眠など、**お酒を求めてしまう根本原因を漢方薬などで改善していく**ことで、お酒を求める感情を減らしていけないか、とアプローチします。

自分でコントロールできないと感じている方は、専門家に相談してください。

水をたくさん飲む＝健康にいいという思い込みを捨てましょう

「健康やダイエットのために、水を1日に2リットル以上飲んでいます！」

本当に多くの方から聞く言葉なのですが、これは中医学の観点ではおすすめできません。水はたくさん飲めばいいわけではなく、また2リットル、3リットルなど数字を目安にして飲む必要もありません。

その大きな理由は、胃腸は〝過剰な水分〟を嫌うからです。

また、2リットルという数字の根拠も明確ではなく、身長、体重、体質なども違うのに、すべての人に必ず同じ量の水が必要なはずがないのがひとつ。

さらに、飲むものだけでなく、食べ物からも水分を摂っているのに、その分はカウントされていない点がひとつ。

こうしたことから、1日に必ず2リットルの水を飲む必要はないと考えます。

水は〝のどが渇いたときに常温のものを1～2口飲む〟、これが基本です。

水を飲む速度も重要です。

水を大量に飲んでいる人は、一気にガブガブと飲みがちですが、それでは飲む意味がありません。なぜなら、体が水を吸収できる速度を超えて入ってくると、水はただ体内を通過して尿になるだけだからです。

病院の点滴を思い浮かべてください。**ポタ、ポタ、とゆっくり落ちるのは、体が水分を吸収しやすい速度にしているから**なのです。

水を飲むときは、**ひと口ごとにコップを置き、水がお腹に入っていく感覚を実感しましょう。**激しい運動で汗をかいた後や、何かの事情で長時間水を飲めなかったときも、一気に流し入れず、ひと口ずつ飲むことを意識してください。

お店で出てくる氷入りの水には、自分で対策を

胃腸は〝冷たいもの〟も嫌います。だから、水は常温で飲むのがおすすめなのですが、そうお伝えしている身として難しいのが、飲食店で出てくる氷入りの水

です。

私は冬はもちろん夏でも、「氷を入れないでください」とお願いしています。伝えるタイミングがなくて氷入りで出されたときは、一度口の中に含んで少し待ち、キンキンに冷たい状態が少しやわらいでから飲むようにしています。

「真夏は熱中症にならないように、少し冷たいものを食べたり飲んだりしてもいいのでは？」と思われるかもしれません。しかし、そもそも人の体は夏になると、発汗などで熱を体外に放出しやすい状態になっています。暑さに対応するために、体が自然と冷えやすくなっているのです。

もちろん灼熱の屋外で作業するなら別ですが、涼しい室内にいるときにアイスやかき氷、冷たい飲み物を摂ると、胃腸は必要以上に冷えて、体温まで戻すのにかなりのエネルギーを使います。エネルギーを消耗すると、夏バテを招きます。

ですから、胃腸を冷えたまま放置しないことが大切。冷たいものを摂ったときはそれで終わらせず、最後に温かいものを入れましょう。

甘味処でかき氷を食べたら、最後に熱いお茶が出てきますよね。このお腹を壊さないための知恵をお手本にして、胃腸をいたわりましょう。

飲み物で暖をとる場合も、摂りすぎに注意

寒いときに温かい飲みものを飲むのは悪いことではありません。外部から温かいものの熱エネルギーを取り入れれば、胃腸は物理的に少しあたたまります。

ただ、机にお茶やコーヒーを置いて、切れ目なく飲み続けるのはやめましょう。温かいものも時間とともにぬるくなり、冷めてしまいますよね。冷たいと感じていなくても、体温より低い温度のものは胃腸に負担をかけてしまいます。

熱いうちに飲みきっているとしても、何杯も飲み続けるのはおすすめできません。飲んだ時点では温かくても、〝水分を摂った〟という意味では水の飲みすぎと同じ。**体内の水分量が多ければ多いほど、体は冷えやすく、冷えを持続させやすくなります。**

温かい飲みものを温かいうちに1杯飲んだら、すぐにおかわりはせず一度終了にする。それが胃腸にやさしい水分の摂り方です。

冷えに効く〝しょうが〟は、摂り方にコツがあります

「冷え性だからしょうが入りのドリンクを飲んでいます」という方もいらっしゃるでしょう。しょうがは体をあたためることに優れた食材なので、使い方としては合っています。

ただ中医学の考え方では、しょうがには〝乾燥させたもの〟と〝生のもの〟があり、効能がそれぞれに少し変わります。乾燥させたしょうがはあたためる力が強いので冷え性の方向き。生のものは発汗作用が強いので、風邪《かぜ》のひき始めなど、ゾクゾクッと悪寒がするような場合は、生のものがおすすめです。

乾燥させたしょうがは、パウダー状にしたものを選ぶと、使いやすいでしょう。

摂る際は、**しょうがは万人に向くというわけではない**ということを忘れずに。

また、空気が乾燥する秋や、陰陽の陰が必要な就寝前に大量に摂るのは避けま

しょう。

摂れば摂るほどいい、という考え方は間違い

しょうがは体をあたためるので、冷え性の方は摂るといいでしょう。でも、特に冷えていない人は、その必要はありません。たくさん摂ったからといって風邪《かぜ》をひきにくくなるわけでもありません。体が必要としていないのに**しょうがを大量に摂り続けていると、肌荒れを起こしたり、熱がこもってイライラするようになったり、食欲が異常に増してしまう**かもしれません。

また、あたためるという作用は陰陽の陽に属するので、陽を補うことになります。睡眠は陰、覚醒が陽なので、陽を補うと目がさえてしまいます。ですから、寝る前に大量に摂るのはおすすめできません。食事に入っている程度なら問題ないので、夕食で食べてはいけないということではありませんが、「冷え性だから、毎晩寝る前にしょうがをたっぷり入れたしょうが湯を飲んでいます」というような、習慣にする飲み方はおすすめできません。

しょうがだけで冷えを改善しようとするよりも、〝冷たいもの〟〝過剰な水分〟を控えて胃腸を元気にするほうが、健康への近道です。

便利さと効能のどちらをとるか

その都度、しょうがをすり下ろすのは面倒だし、保存がきくチューブのしょうがを利用している人もいるでしょう。使ってもよいと思います。

その際に、チューブのしょうがの原材料名を見てみてください。

チューブのしょうが、わさび、にんにくなどは、それしか入っていないわけではなく、実はほかのものもいろいろと入っています。生の食材とは違うので、期待するような効果がどのくらい得られるかはなんとも言えないところです。

手軽さももちろん大事なので、急いでいるときや、ほんの少しだけ入れたい、というような場合には便利だと思います。

ただ、今何か不調があって、それに対する効能を求めるのであれば、自分のためにちょっとだけ手間をかけてみることをおすすめします。

第3章

胃腸と心が元気になる
食材事典

体質・感情・症状に合った食材で体と心を整えましょう

この章では、胃腸やメンタルを元気にしてくれる食材を紹介します。

中医学の薬膳の考え方では、食材はそれぞれ、体にどんな作用をもたらすかという性質で分けられており、さまざまな効能を持っています。

食材には西洋医学的なたんぱく質やビタミンといった栄養素だけでなく〝血《けっ》を補う〟〝気《き》の巡りをよくする〟などの中医学的な効能があります。それらを**自分の今の体質や状態に合わせて選んで食べて、体と心を整えましょう。**

148ページからの〝胃腸を元気にする〟と〝心を安定させる〟は、**本書を読んでくださっている方全員におすすめしたい食材**です。弱った心と胃腸を整えるための基本となるので、まずここから始めてみてください。

156ページからは、**〝メンタルのタイプ別〟のおすすめ食材**です。うつうつ、イライラなどの感情ごとに、気血水がどうバランスを崩すとその感情が起こるのか、どんな食材がそのバランスを整えてくれるのか、を解説しています。**最近の感情に当てはまるものがあれば、そのページのおすすめ食材を食事に取り入れてみてください。**

また、うつうつなどのタイプ名の下には、その感情になりやすい体質が記してあります。67ページからの体質チェックの結果を参考に、自分の体質が記されているページの食材を摂るようにすれば、そのメンタル不調の予防にも役立ちます。

178ページからの **〝お悩み別〟は、メンタルが弱った人が抱えやすい体のお悩みごとに、おすすめの食材を紹介**しています。特に気になっているお悩みがある場合は、こちらから選んで食べてみましょう。

どの食材も、胃腸がきちんと消化吸収できる状態でなければ、食べても効果が得にくいです。そして胃腸と心は深くつながって、連動しています。

ですからまずは、**〝胃腸を元気にする〟〝心を安定させる〟から食材を選んで、よく噛んで、少しずつ食べることから始めてください。**

食材の〝五性〟を知り、体質や季節ごとに選びましょう

今回、イラストとともにご紹介する食材は、〝五性《ごせい》〟がわかるようにしています。五性には、熱性、温性、平性、涼性、寒性の5つの性質があり、その食材が体に入ったときに、体をあたためるのか、冷やすのかがわかる分類です。

簡単に説明すると、熱性と温性には、血行を促進して体をあたためる働き、冷えからくる食欲不振や疲労感を解消する働きがあります。温性よりも熱性のほうが、より強く作用します。

寒性と涼性には、余分な熱を冷ましたり、体を鎮静させて異常な食欲を抑えたり、便通を改善する働きがあります。涼性よりも寒性のほうが、より強く作用します。

平性はあたためも冷やしもせず、胃腸にやさしく常食に向くものです。

また、五性がどの性質であろうと、冷たい食べ物は物理的に胃腸を冷やすので、どの食材も基本的には加熱して食べるのがおすすめです。「寒性、涼性の食

材を加熱して食べてもいいの？」と思われるかもしれませんが、加熱してもそれぞれの食材が持つ性質や効能は変わりません。

イライラしやすい、のぼせやほてり、肌の炎症がある人、また暑い夏の時期には、寒性、涼性の食べ物がおすすめですし、下痢しやすい、冷えやむくみが気になる人、また寒い冬の時期は、熱性、温性の食べ物を選ぶといいでしょう。

同じ食材ばかり食べず、バランスよく

ここではメンタルの状態や体のお悩み別に食材をおすすめしてはいますが、ひとつの食材ばかりを毎日食べ続ければいい、というわけではありません。最も重視してほしいのは、バランスです。同じ食材を摂り続けると偏りが生まれてしまいます。旬のものを選ぶ、昨日とは違うものを選ぶ、といったことを意識して、いろんなものを食べたほうがバランスは整いやすくなります。

今の自分に合うもの、必要なものを食事に取り入れれば、穏やかに、でも確実に、体も心も変わっていきます。

食材事典の見方

このふたつは、読者全員に食べてほしい弱った心と胃腸を整える基本の食材

イチ推し食材をイラストとともに掲載し、その効果・効能を紹介しています。簡単な食べ方を提案しているものも。

本文ではそれぞれの症状・感情・お悩みについて、食事による改善法を中医学的な観点から解説しています。

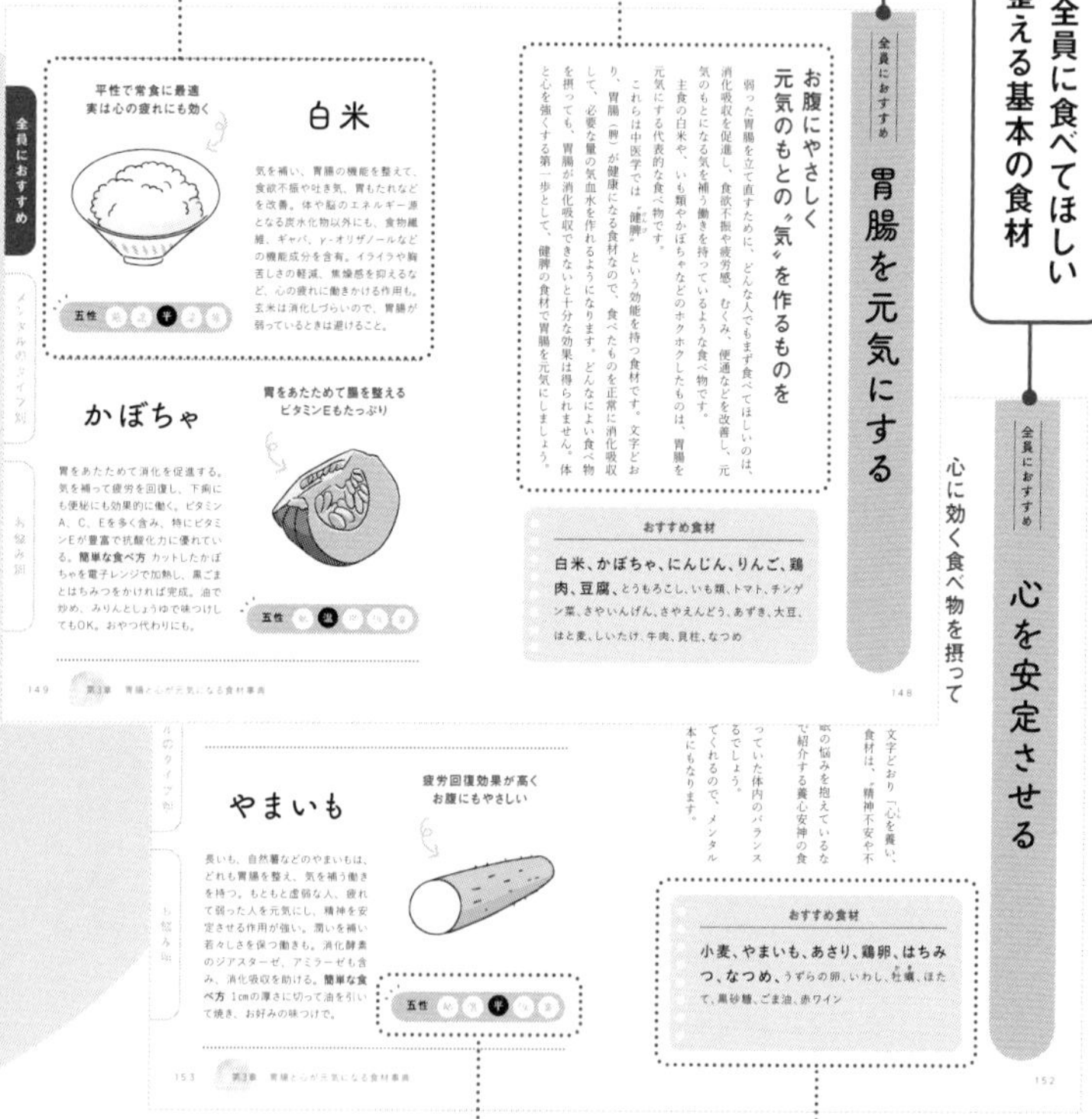

その食材の五性がわかります。平性以外の食材は、自分の体質や季節に合わせて摂るようにして、食べすぎには注意しましょう。

おすすめの食材のうち大きな文字で紹介しているものは、入手しやすく、料理にも使いやすいイチ推しの食材で、その働きについても詳しく解説しています。

対処したい感情がある人は
メンタルのタイプ別の食材をプラス

その感情になりやすい体質が記してあります。67ページからの体質チェックの結果を参考に、自分の体質が記されているページの食材を摂ると、そのメンタル不調の予防にもなります。

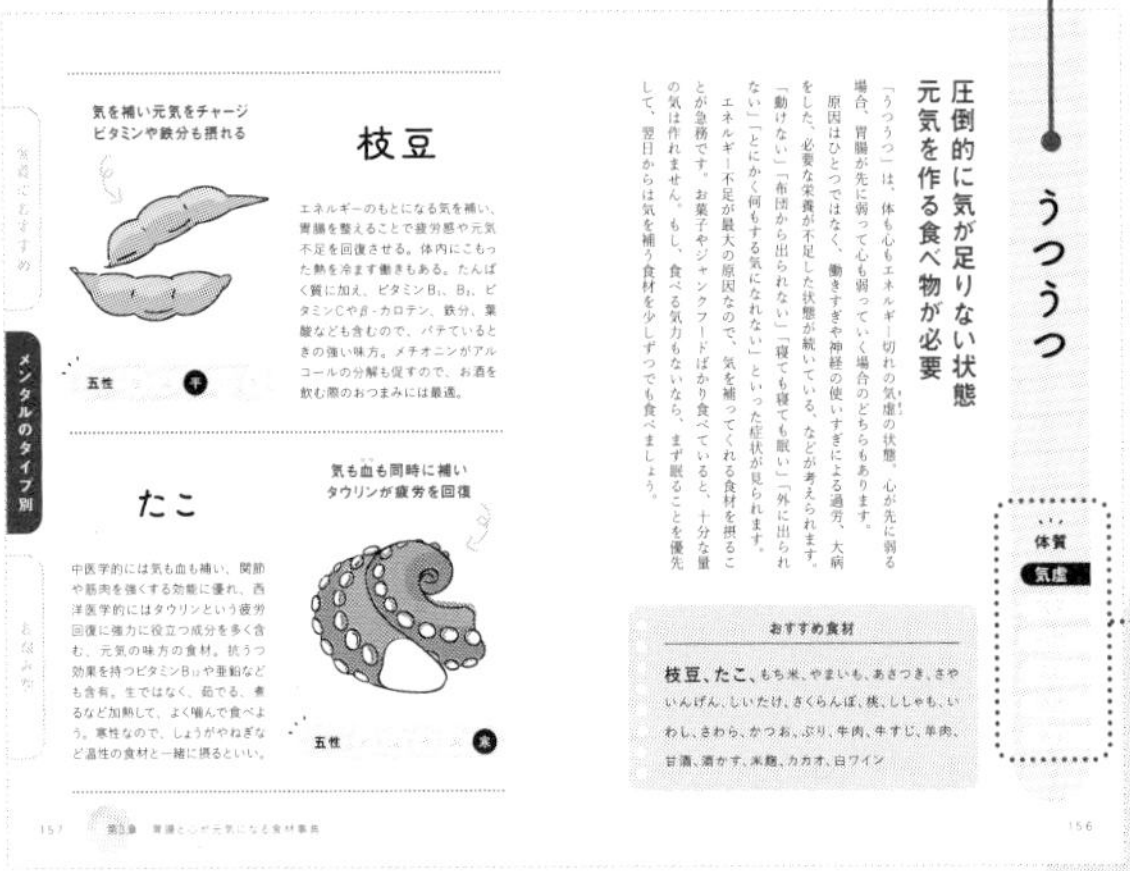

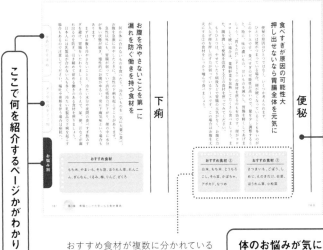

うつうつ

圧倒的に気が足りない状態 元気を作る食べ物が必要

「うつうつ」は、体も心もエネルギー切れの気虚の状態。心が先に弱る場合、胃腸が先に弱って心も弱っていく場合のどちらもあります。

原因はひとつではなく、働きすぎや神経の使いすぎによる過労、大病をした、必要な栄養が不足した状態が続いている、などが考えられます。「動けない」「布団から出られない」「寝ても寝ても眠い」「外に出られない」「とにかく何もする気になれない」といった症状が見られます。

エネルギー不足が最大の原因なので、気を補ってくれる食材を摂ることが急務です。お菓子やジャンクフードばかり食べていると、十分な量の気は作れません。もし、食べる気力もないなら、まず眠ることを優先して、翌日からは気を補う食材を少しずつでも食べましょう。

体質
気虚

おすすめ食材

枝豆、たこ、もち米、やまいも、あさつき、さやいんげん、しいたけ、さくらんぼ、桃、ししゃも、いわし、さわら、かつお、ぶり、牛肉、牛すじ、羊肉、甘酒、酒かす、米麹、カカオ、白ワイン

156

枝豆

気を補い元気をチャージ
ビタミンや鉄分も摂れる

エネルギーのもとになる気を補い、胃腸を整えることで疲労感や元気不足を回復させる。体内にこもった熱を冷ます働きもある。たんぱく質に加え、ビタミンB_1、B_2、ビタミンCやβ-カロテン、鉄分、葉酸なども含むので、バテているときの強い味方。メチオニンがアルコールの分解も促すので、お酒を飲む際のおつまみには最適。

五性 平

たこ

気も血も同時に補い
タウリンが疲労を回復

中医学的には気も血も補い、関節や筋肉を強くする効能に優れ、西洋医学的にはタウリンという疲労回復に強力に役立つ成分を多く含む、元気の味方の食材。抗うつ効果を持つビタミンB_{12}や亜鉛なども含有。生ではなく、茹でる、煮るなど加熱して、よく噛んで食べよう。寒性なので、しょうがやねぎなど温性の食材と一緒に摂るといい。

五性 寒

メンタルのタイプ別

157　第3章　胃腸と心が元気になる食材事典

基本の食材に、今の自分に特に必要な食材を組み合わせて食べるのがおすすめ

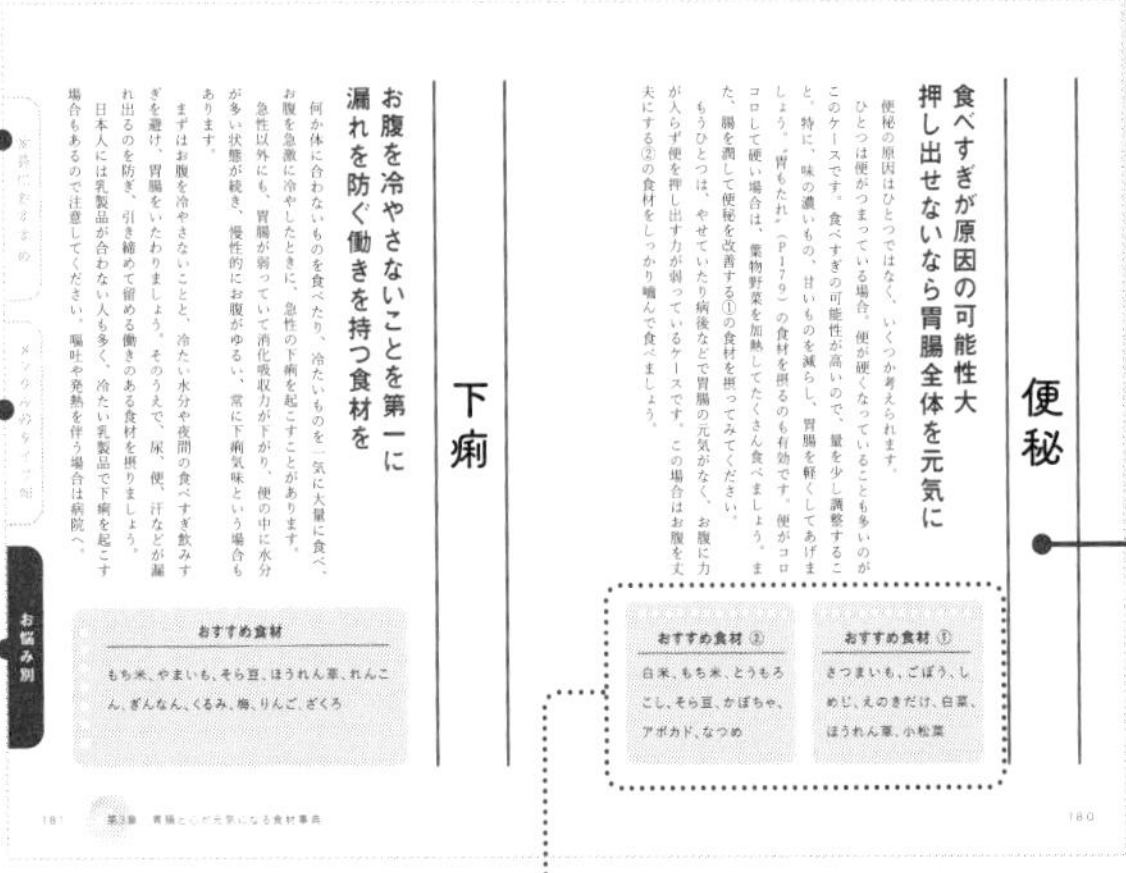

便秘

食べすぎが原因の可能性大 押し出せないなら胃腸全体を元気に

便秘の原因はひとつではなく、いくつか考えられます。

ひとつは便がつまっている場合。便が硬くなっていることも多いのがこのケースです。食べすぎの可能性が高いので、量を少し調整すること。特に、味の濃いもの、甘いものを減らし、胃腸を軽くしてあげましょう。"胃もたれ"（P179）の食材を摂るのも有効です。便がコロコロして硬い場合は、葉物野菜を加熱してたくさん食べましょう。また、腸を潤して便秘を改善する①の食材を摂ってみてください。

もうひとつは、やせていたり病後などで胃腸の元気がなく、お腹に力が入らず便を押し出す力が弱っているケースです。この場合はお腹を丈夫にする②の食材をしっかり噛んで食べましょう。

おすすめ食材 ①

さつまいも、ごぼう、しめじ、えのきだけ、白菜、ほうれん草、小松菜

おすすめ食材 ②

白米、もち米、とうもろこし、そら豆、かぼちゃ、アボカド、なつめ

180

下痢

お腹を冷やさないことを第一に 漏れを防ぐ働きを持つ食材を

何か体に合わないものを食べたり、冷たいものを一気に大量に食べ、お腹を急激に冷やしたときに、急性の下痢を起こすことがあります。

急性以外にも、胃腸が弱っていて消化吸収力が下がり、便の中に水分が多い状態が続き、慢性的にお腹がゆるい、常に下痢気味という場合もあります。

まずはお腹を冷やさないことと、冷たい水分や夜間の食べすぎ飲みすぎを避け、胃腸をいたわりましょう。そのうえで、尿、便、汗などが漏れ出るのを防ぎ、引き締めて留める働きのある食材を摂りましょう。

日本人には乳製品が合わない人も多く、冷たい乳製品で下痢を起こす場合もあるので注意してください。嘔吐や発熱を伴う場合は病院へ。

おすすめ食材

もち米、やまいも、そら豆、ほうれん草、れんこん、ぎんなん、くるみ、梅、りんご、ざくろ

お悩み別

181　第3章　胃腸と心が元気になる食材事典

ここで何を紹介するページかがわかります

おすすめ食材が複数に分かれている場合には、本文の説明を読んで、自分が該当する食材を摂りましょう。

体のお悩みが気になる人は
お悩み別の食材をプラス

全員におすすめ

胃腸を元気にする

お腹にやさしく元気のもとの〝気〟を作るものを

弱った胃腸を立て直すために、どんな人でもまず食べてほしいのは、消化吸収を促進し、食欲不振や疲労感、むくみ、便通などを改善し、元気のもとになる気を補う働きを持っているような食べ物です。

主食の白米や、いも類やかぼちゃなどのホクホクしたものは、胃腸を元気にする代表的な食べ物です。

これらは中医学では〝健脾《けんぴ》〟という効能を持つ食材です。文字どおり、胃腸（脾）が健康になる食材なので、食べたものを正常に消化吸収して、必要な量の気血水を作れるようになります。どんなによい食べ物を摂っても、胃腸が消化吸収できないと十分な効果は得られません。体と心を強くする第一歩として、健脾の食材で胃腸を元気にしましょう。

おすすめ食材

白米、かぼちゃ、にんじん、りんご、鶏肉、豆腐、とうもろこし、いも類、トマト、チンゲン菜、さやいんげん、さやえんどう、あずき、大豆、はと麦、しいたけ、牛肉、貝柱、なつめ

平性で常食に最適
実は心の疲れにも効く

白米

五性 熱 温 **平** 涼 寒

気を補い、胃腸の機能を整えて、食欲不振や吐き気、胃もたれなどを改善。体や脳のエネルギー源となる炭水化物以外にも、食物繊維、ギャバ、γ-オリザノールなどの機能成分を含有。イライラや胸苦しさの軽減、焦燥感を抑えるなど、心の疲れに働きかける作用も。玄米は消化しづらいので、胃腸が弱っているときは避けること。

かぼちゃ

胃をあたためて腸を整える
ビタミンEもたっぷり

胃をあたためて消化を促進する。気を補って疲労を回復し、下痢にも便秘にも効果的に働く。ビタミンA、C、Eを多く含み、特にビタミンEが豊富で抗酸化力に優れている。**簡単な食べ方** カットしたかぼちゃを電子レンジで加熱し、黒ごまとはちみつをかければ完成。油で炒め、みりんとしょうゆで味つけしてもOK。おやつ代わりにも。

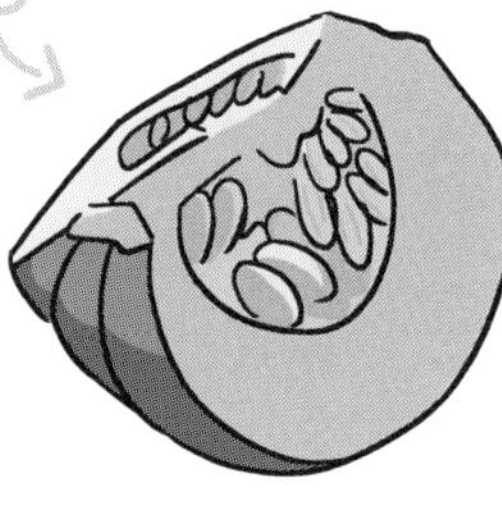

五性 熱 **温** 平 涼 寒

心を安定させる血《けつ》を補う
β《ベータ》-カロテンもたっぷり

にんじん

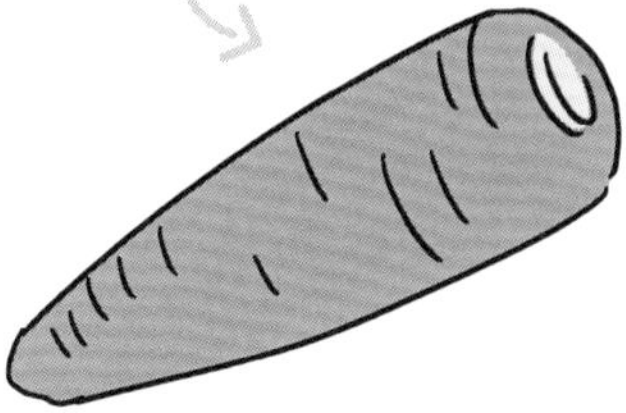

胃腸を丈夫にし、消化不良や下痢を改善。心の安定に欠かせない血を補う作用もあるので、寝つきが悪い、眠りが浅いなど不眠の悩みも改善。抗酸化力の高いβ-カロテンの含有量が多く、体内でビタミンAに変わり、目の網膜や皮膚、粘膜の健康も助ける。油と一緒に摂るほうが吸収率が上がるので、炒めて食べるのがおすすめ。

五性　熱　温　**平**　涼　寒

りんご

下痢も便秘も改善する
弱ったお腹の味方

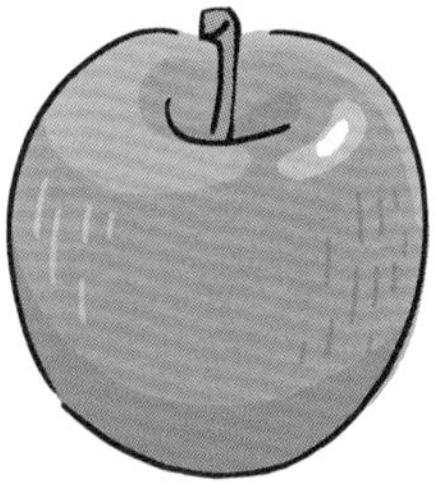

胃腸の働きを助けて、消化不良や下痢を改善。潤いを生む働きも強いので、便秘にも有効。イライラを落ち着けたり、不安を鎮める効果も期待できる。お腹の調子を整える水溶性食物繊維のペクチンやポリフェノールも含有。**簡単な食べ方** ひと口大に切って、電子レンジで加熱する。はちみつやシナモンをお好みでかけてもいい。

五性　熱　温　**平**　涼　寒

全員におすすめ
メンタルのタイプ別
お悩み別

セロトニンの原料となり
リラックスにも役立つ

鶏肉

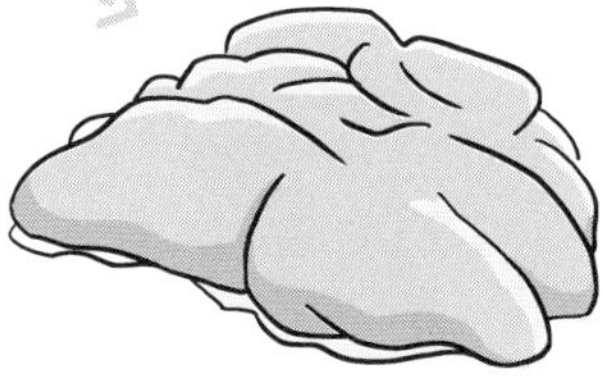

五性 熱 **温** 平 涼 寒

お腹をあたため、体力と気力を補ってくれるので、ヘトヘトに疲れたときの強い味方。お腹の調子も整え、食欲不振や吐き気の改善にも役立つ。メンタルの安定や快眠に関わるセロトニンの原料となる、トリプトファンを多く含む。**簡単な食べ方** 鶏手羽をねぎやしょうがと一緒に煮込み、スープに。なつめや松の実を加えてもいい。

豆腐

弱った胃腸を癒やし
たんぱく質の吸収率も高い

弱った胃腸をやさしく癒やして整える。気と水を補って、胃の不快感や便秘を解消。潤いを生むので陰虚の人におすすめ。大豆は消化しにくいが、豆腐に加工されると吸収率が格段にアップ。**簡単な食べ方** 湯豆腐や鍋など、加熱して食べよう。冷奴で食べる場合には、あたためる作用のある、しょうがやねぎなどの薬味をたっぷり添える。

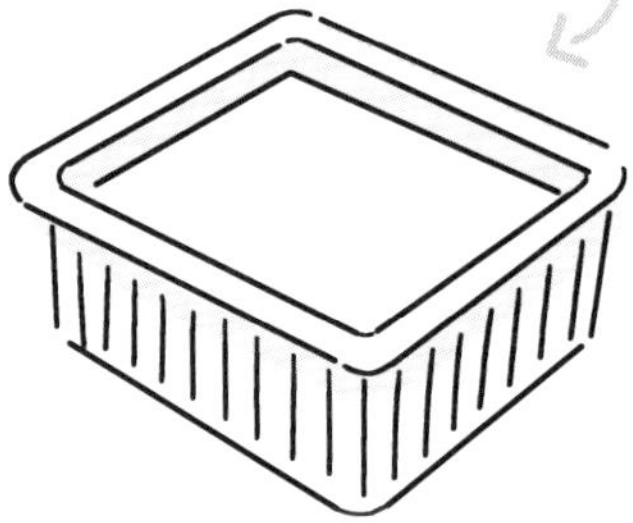

五性 熱 温 平 **涼** 寒

全員におすすめ

心を安定させる

心に効く食べ物を摂って メンタルを整えましょう

中医学には〝養心安神《ようしんあんじん》〟という言葉があり、文字どおり「心《しん》を養い、精神を安ず」という意味です。その効能を持つ食材は、〝精神不安や不眠の改善に効果がある〟とされています。

何らかのメンタル不調を感じていたり、睡眠の悩みを抱えているなら、〝胃腸を元気にする食材〟とともに、ここで紹介する養心安神の食材を摂ってみましょう。

日々の食事に取り入れれば、心が弱るほど偏っていた体内のバランスが整い、気持ちの揺らぎも次第に落ち着いてくるでしょう。

これらの食べ物はメンタルの強さを底上げしてくれるので、メンタルのタイプ別の不調（P156〜）をやわらげる基本にもなります。

おすすめ食材

小麦、やまいも、あさり、鶏卵、はちみつ、なつめ、うずらの卵、いわし、牡蠣《かき》、ほたて、黒砂糖、ごま油、赤ワイン

不安な心を落ち着かせ
動悸や不眠を改善

小麦

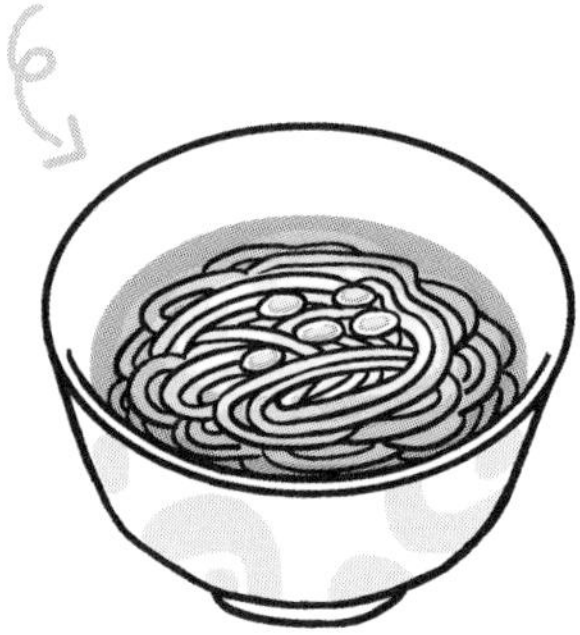

五性　熱　温　平　**涼**　寒

潤いを補って熱を冷ますことで、不安でドキドキする心を落ち着かせ、安眠に導く。慢性的な下痢を改善する効果もあり、お腹とメンタルの両方の弱りにおすすめ。すべての主食を小麦にすると偏りが生まれるので、あくまで米を主食として、小麦もときどき食べるようにしよう。うどんはよく噛んで食べれば消化しやすい食材。

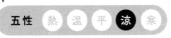

やまいも

疲労回復効果が高く
お腹にもやさしい

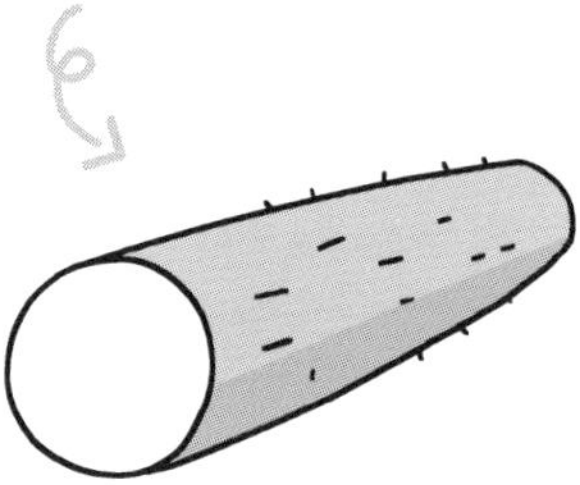

長いも、自然薯などのやまいもは、どれも胃腸を整え、気を補う働きを持つ。もともと虚弱な人、疲れて弱った人を元気にし、精神を安定させる作用が強い。潤いを補い若々しさを保つ働きも。消化酵素のジアスターゼ、アミラーゼも含み、消化吸収を助ける。**簡単な食べ方**　1cmの厚さに切って油を引いて焼き、お好みの味つけで。

五性　熱　温　**平**　涼　寒

熱を冷まして鎮静し
イライラや不眠を緩和

あさり

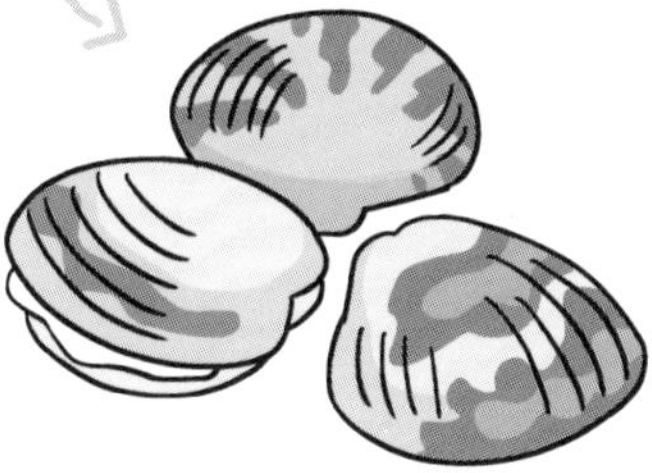

五性　熱　温　平　涼　**寒**

こもった熱を冷まし、心を安定させてくれる働きも持つので、怒りやイライラで熱がこもり、気分の浮き沈みが激しいときに最適。体内のドロドロの不要物を取り除く、水はけをよくしてむくみを解消するなど、体全体の巡りをよくする働きもある。タウリン、ビタミンB_{12}、マグネシウム、鉄、亜鉛など、さまざまな栄養が豊富。

鶏卵

血《けつ》と潤いを補って
メンタルを強くする

メンタルの安定やよい睡眠に欠かせない血と潤いを補うので、気持ちが不安定になりやすい人の強い味方。不眠症状やめまいも改善。必須アミノ酸がバランスよく含まれ、吸収しやすい鉄分も多い、手軽で優秀なたんぱく源。生で食べるより加熱するのがおすすめ。卵かけご飯は、胃腸やメンタルが元気なときによく噛んで食べること。

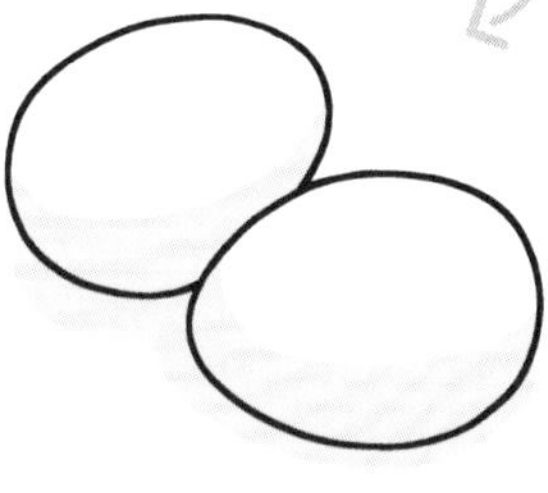

五性　熱　温　**平**　涼　寒

セロトニンの原料を
豊富に含む天然の甘み

はちみつ

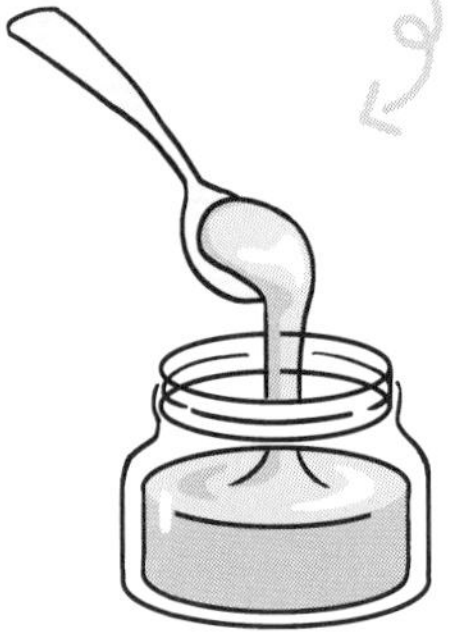

五性　熱　温　**平**　涼　寒

消化吸収力を高めたり、胃痛などの腹痛をやわらげるなど、胃腸が弱い人に向く。体を潤す働きに優れているので、便秘や肌の乾燥、せきやたんの緩和にも効果的。舌のこけが厚い場合には向かない。〝幸せホルモン〟セロトニンの原料となるトリプトファンを多く含み、メンタルの不安やイライラを落ち着かせるのに役立つ。

精神不安や不眠を助ける
古来からのパワフル食材

なつめ

気と血を補うので、イライラや不安感といった血の不足によるメンタル不調や不眠に効果的で、気力の落ち込みも改善する。強い滋養強壮作用もあり、弱った胃腸を元気にする。中国には〝なつめを1日3粒食べると老いない〟ということわざもあるほど。食物繊維、鉄分、ミネラル、葉酸なども豊富。粒の大きなものを選ぶとよい。

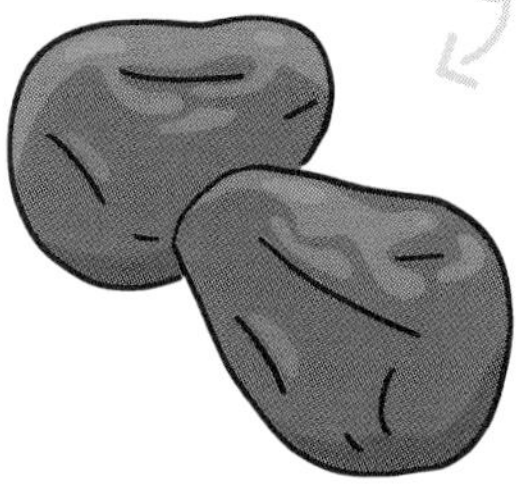

五性　熱　**温**　平　涼　寒

うつうつ

体質

気虚

圧倒的に気が足りない状態 元気を作る食べ物が必要

「うつうつ」は、体も心もエネルギー切れの気虚《ききょ》の状態。心が先に弱る場合、胃腸が先に弱って心も弱っていく場合のどちらもあります。

原因はひとつではなく、働きすぎや神経の使いすぎによる過労、大病をした、必要な栄養が不足した状態が続いている、などが考えられます。「動けない」「布団から出られない」「寝ても寝ても眠い」「外に出られない」「とにかく何もする気になれない」といった症状が見られます。

エネルギー不足が最大の原因なので、気を補ってくれる食材を摂ることが急務です。お菓子やジャンクフードばかり食べていると、十分な量の気は作れません。もし、食べる気力もないなら、まず眠ることを優先して、翌日からは気を補う食材を少しずつでも食べましょう。

おすすめ食材

枝豆、たこ、もち米、やまいも、あさつき、さやいんげん、しいたけ、さくらんぼ、桃、ししゃも、いわし、さわら、かつお、ぶり、牛肉、牛すじ、羊肉、甘酒、酒かす、米麹、カカオ、白ワイン

気を補い元気をチャージ
ビタミンや鉄分も摂れる

枝豆

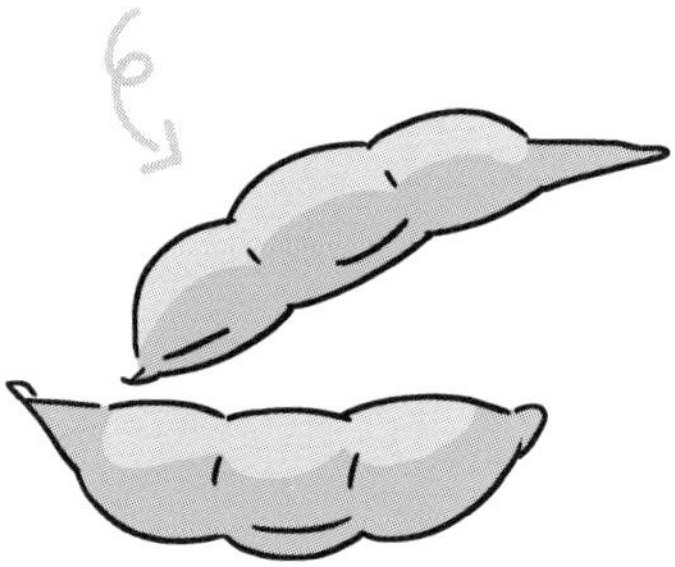

五性 熱 温 平 涼 寒 （平）

エネルギーのもとになる気を補い、胃腸を整えることで疲労感や元気不足を回復させる。体内にこもった熱を冷ます働きもある。たんぱく質に加え、ビタミンB_1、B_2、ビタミンCやβ-カロテン、鉄分、葉酸なども含むので、バテているときの強い味方。メチオニンがアルコールの分解も促すので、お酒を飲む際のおつまみには最適。

気も血《けつ》も同時に補い
タウリンが疲労を回復

たこ

中医学的には気も血も補い、関節や筋肉を強くする効能に優れ、西洋医学的にはタウリンという疲労回復に強力に役立つ成分を多く含む、元気の味方の食材。抗うつ効果を持つビタミンB_{12}や亜鉛なども含有。生ではなく、茹でる、煮るなど加熱して、よく噛んで食べよう。寒性なので、しょうがやねぎなど温性の食材と一緒に摂るといい。

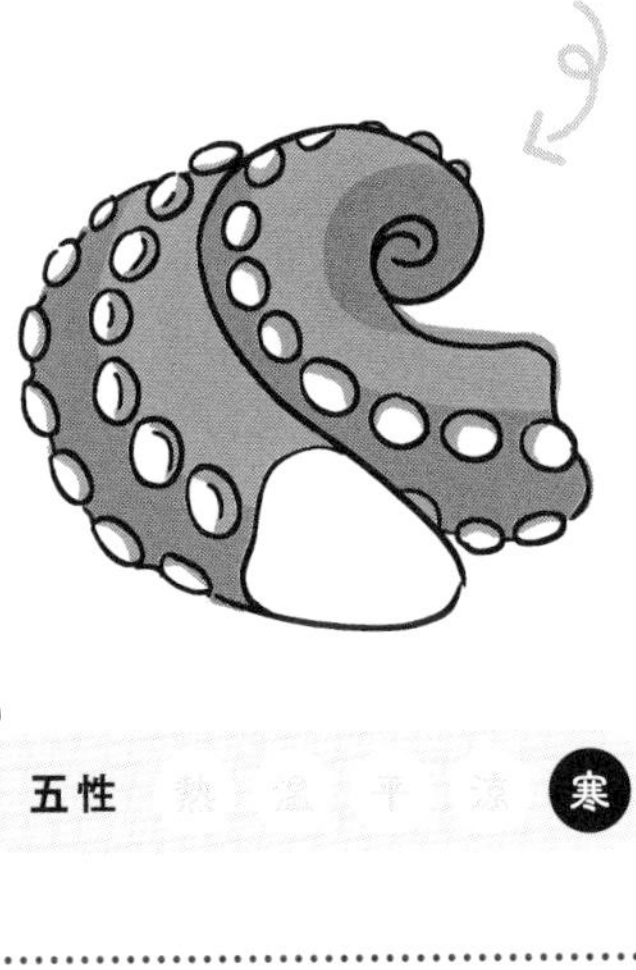

五性 熱 温 平 涼 寒 （寒）

気の巡りの悪さが〝熱〟を生む熱を冷ますクールダウンの食材を

ちょっとしたことでも「イライラ（・ムカムカ・ピリピリ）」するのは、気の巡りが悪くなっている、気《き》滞《たい》という状態です。

何かしらのストレスが気の巡りを低下させ、放っておくと熱が生じてしまいます。その熱が体内にこもると、さらに情緒が不安定になり、感情がコントロールできなくなるので、気を巡らせる働きのある食べ物や、その熱を冷ます食べ物を摂るのが基本です。

一瞬カッとなっただけなら①の熱を冷ます食材を。常に情緒不安定で、イライラと落ち込みを繰り返すなら、①＋②の気を巡らせる食材を。さらにのどの渇きや、手足に汗をかくなどがあれば、熱が強く潤い不足も併発しているので、①＋②＋③の潤いを生む食材も摂りましょう。

おすすめ食材 ①

緑茶、きゅうり、トマト、セロリ、ゴーヤ、ひじき、あさり、緑豆はるさめ

おすすめ食材 ②

そば、キャベツ、玉ねぎ、ピーマン、春菊、大葉、かんきつ類、ぶり、かじき

おすすめ食材 ③

ヨーグルト、アスパラガス、えのきだけ、りんご、いか、豚肉、鶏卵、牛乳

おすすめ食材 ①

緑茶

熱を冷ます働きがあり、精神を安定させる作用もあるので、「イラッ」としたときのクールダウンに。食欲が異常亢進しているときにもおすすめ。リラックスを促すテアニンも含む。茶葉で淹れて香りも味わおう。

こもった熱を冷ますので「イラッ」ときたらひと口

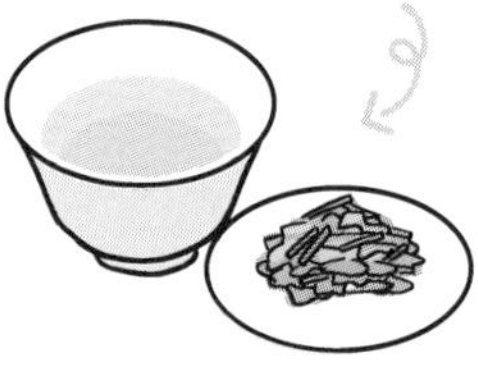

五性　熱　温　平　**涼**　寒

おすすめ食材 ②

そば

気を巡らせ、上がった気を下ろして、消化不良や食べすぎなどの胃腸の不調を解消。情緒不安定な状態にも向く。血液をサラサラにするルチンも豊富。ミネラル成分を豊富に含むそば湯も、ぜひ一緒に。

気の巡りを促して興奮を鎮め落ち着かせる

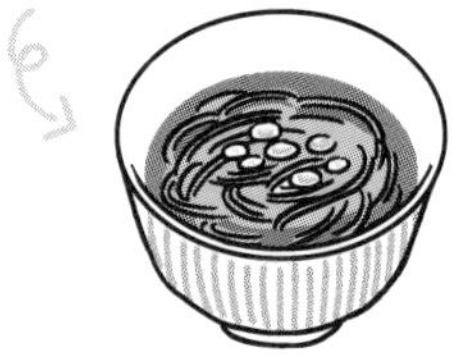

五性　熱　温　平　涼　**寒**

おすすめ食材 ③

ヨーグルト

潤いを生んで体の中の乾燥症状を改善する効能を持つ。イライラの熱が強まり、手足がほてる、寝汗が多い、のどの渇きが激しい場合におすすめ。舌が真っ赤でこけがない場合に向く。厚く白いこけの場合は避けること。

潤わせる力が強く舌が真っ赤なときは出番

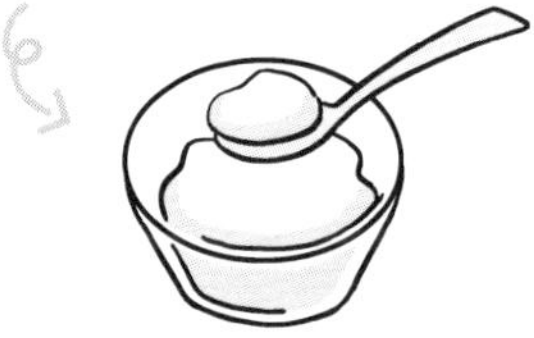

五性　熱　温　**平**　涼　寒

くよくよ・めそめそ

体質
気虚
気滞
血虚
瘀血
陰虚
湿熱

気血不足で起こる悪循環を栄養豊富な魚で断ち切りましょう

「くよくよ（・めそめそ）」するのは、思い悩みが続いて胃腸が不調になり、気や血《けつ》を十分に作れなくなった、気虚《ききょ》と血虚《けっきょ》が同居している状態。過ぎたことを思い返してくよくよと悩む、めそめそと泣いてしまう。そんな状態が続くと、さらに気血が不足します。

過労などで気や血を使いすぎて消耗したか、胃腸が弱ったか、気や血を作るために必要な食べ物が不足しているのが主な原因ですが、ほかにも血は、目や頭の使いすぎ、目と頭を休める睡眠が足りないなどの生活習慣、生理や出産といった体の状況によっても著しく不足します。

胃腸の負担を減らすために、暴飲暴食や冷たいものを避けたうえで、気と血の両方を補ってくれる魚などを積極的に食べましょう。

おすすめ食材

さば、かつお、まいわし、かたくちいわし、まながつお、たら、うなぎ、たこ、うずらの卵、牛肉、バター

五性　熱　**温**　平　涼　寒

さば

タウリンやヘム鉄も豊富
水煮缶なら調理も簡単

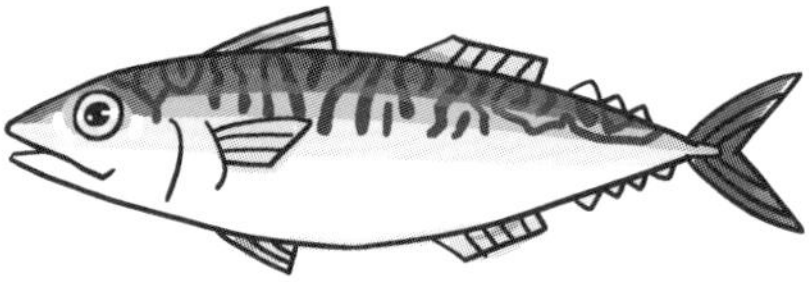

元気を補い、疲労感や虚脱感を解消。気力体力のもとを補いつつ、食欲不振や胃の重さを改善する。疲労に効くタウリン、貧血改善に役立つヘム鉄、脳の働きに大切なDHAなどの栄養素も豊富。**簡単な食べ方** さば缶（水煮）と適当な大きさに切った白菜に、缶汁と少量の水を加え、出汁としょうがを加えて煮る。

五性　熱　温　**平**　涼　寒

かつお

弱った胃腸と心を元気にし
若々しさもサポート

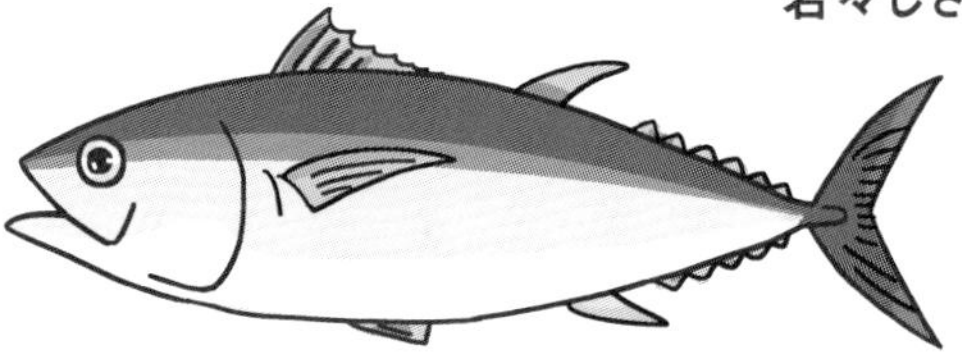

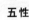

胃腸を整え、生命力の源となる物質（精）を補うので、食欲不振や疲労、気力の低下時はもちろん、加齢による衰えが気になる人にもおすすめ。平性なので、冷える、ほてる、どちらの場合も食べてOK。たんぱく質、ビタミン、ミネラル類も豊富。生で食べる場合は、しょうが、にんにく、玉ねぎなど温性の薬味をたっぷり添えて。

ドキドキ

体質
気虚
気滞
血虚

原因が興奮によるものか、不安によるものかの見極めを

「ドキドキ」には、興奮によるものと、不安によるものがあります。

興奮してドキドキするのは、喜怒哀楽の感情が高まりすぎて、気の巡りが悪くなった気滞《きたい》の状態。その影響で動悸も激しくなってしまいます。この場合は①の気を巡らせる食材を摂ってみましょう。

不安によってドキドキするのは、気や血《けつ》が不足した気虚《ききょ》か血虚《けっきょ》、または両方を併発して弱った状態。長期にわたる精神的なストレスで心が消耗したときなどに、不安感を伴ってドキドキするような場合です。この場合は、②のAグループの、心《しん》を元気にして精神を安定させる食材、またBグループの、気や血を補う働きを持つ食材をあわせて摂ってみましょう。うずらの卵は、AB両方の作用を持っている最適な食材です。

おすすめ食材 ①

春菊、きゃべつ、玉ねぎ、ピーマン、大葉、かんきつ類、ぶり、かじき、そば

おすすめ食材 ②

うずらの卵

A
小麦、やまいも、牡蠣、豚のハツ、はちみつ、なつめ

＋

B
まいわし、かつお、さば、たこ、たら、牛肉、バター

おすすめ食材 ①

春菊

気の巡りをよくして 興奮を鎮める頼れる葉物

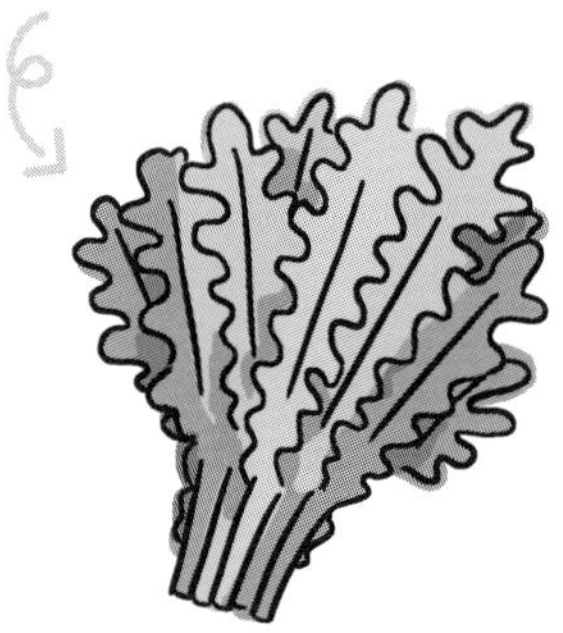

五性 熱 温 **平** 涼 寒

気の巡りをよくして精神を安定させる働きが高いので、感情の高まりが抑えられず動悸がするような場合におすすめ。ドロドロの不要物を取り除く働きがあり、寝つきが悪く悪夢を見る場合にも向く。**簡単な食べ方** 電子レンジでチンして、粉チーズとオリーブオイルをかけて温サラダに。苦味が気になるなら、溶き卵と一緒に味噌汁に。

おすすめ食材 ②

うずらの卵

鉄分や葉酸も豊富で 心と体の元気を底上げ

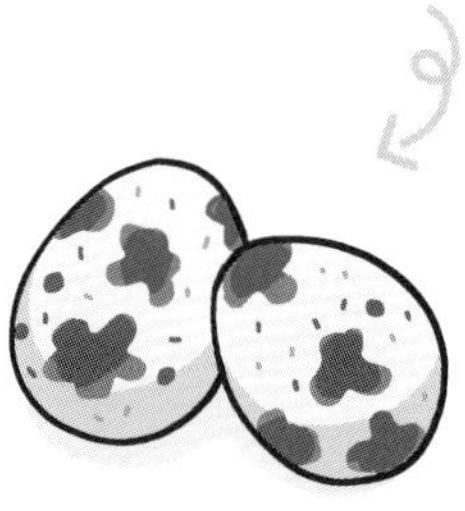

五性 熱 温 **平** 涼 寒

気力、体力を回復させるほか、脳を正常に働かせる健脳の作用や、精神を落ち着かせる鎮静の作用もあるスーパー食材。効能を期待する場合は1食で5～6個食べよう。おつまみ用にパウチされたうずらの卵でもOK。**簡単な食べ方** うずらの卵（水煮）と小松菜を炒めて、しょうゆで味をととのえる。仕上げに、かつお節や黒ごまをかける。

ビクビク

体質

血虚

痰湿

原因は、体内の不要物か血の不足

冷たいもの、甘いもの、脂っこいもの、お酒などの摂りすぎで体内に不要物が溜まった痰湿《たんしつ》の状態になると、五臓六腑の胆《たん》が弱り、何事にも「ビクビク」とおびえやすくなります。生命力の源である腎が弱っても、同様の症状に。血《けつ》が不足していると、さらに不安感も増します。

舌を見て、黄色いこけがべったりついているなら、まずは不要物を取り除き、こもった熱を取り除く①の食材を。ジャンクフードや甘いものを食べすぎている人は、黄色くなっている可能性が高いです。

白いこけなら、水分の多い果物やネバネバ系の食べ物を控えつつ、不要物を取り除くけれど体は冷やさない、②の食材を食べましょう。

舌が薄ピンク色でこけはないなら、消耗や加齢が原因なので、血を補う③の食材を。①、②を摂っていた人も、こけが薄くなったら③を。

おすすめ食材①

海藻類、大根、たけのこ、あさり、はまぐり

おすすめ食材②

さといも、春菊、高菜、エリンギ、にんにく、豆乳、ゆば、こんにゃく

おすすめ食材③

プルーン、ブルーベリー、栗、くるみ、うなぎ、豚肉、レバー（牛・鶏）、黒ごま

おすすめ食材 ①

海藻類

不要なドロドロを
取り除く優秀食材

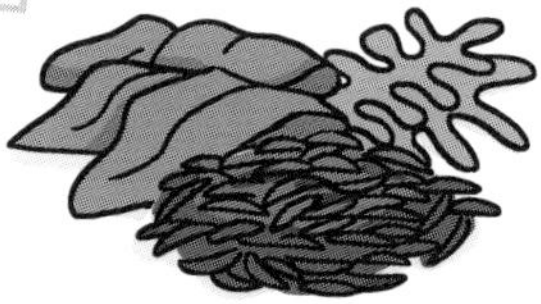

五性 寒

昆布、わかめ、あおさ、海苔などの海藻類は総じて、体内に溜まったドロドロの不要物を排出する働きを持っている。ミネラル類が豊富。味噌汁、スープなどの汁物に入れ、温かい状態でよく噛んで食べよう。

おすすめ食材 ②

さといも

体を冷やさず老廃物を排出
お腹も元気にしてくれる

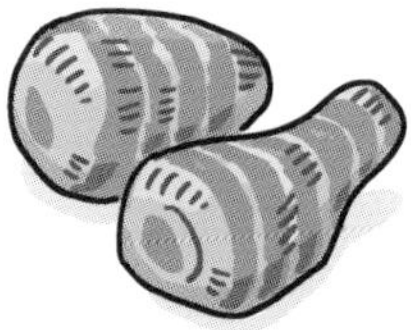

五性 平

体内に溜まった不要物や毒素、老廃物を取り除く働きと、胃腸を正常に整える働きを持っていて、体を冷やさない。摂っていると徐々に胃腸が丈夫になり、必要な気や血を作って供給できるようになっていく。

おすすめ食材 ③

プルーン

血《けつ》を作って、不安で
おびえやすい状態を改善

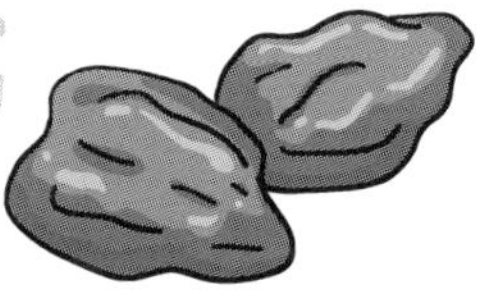

五性 平

血を補い、血行を促す作用も強い。加齢による体の衰えもサポートしてくれる。鉄分やマグネシウム、亜鉛などのミネラル、葉酸、食物繊維などが豊富。ドライプルーンなら手軽で、ヘルシーおやつとしても優秀。

痰湿

体質

だるだる

余分なものを溜めすぎて心まで重くしています

疲れているわけではないけれど、「なんかめんどくさい」「動きたくない」と感じるほど体も心も重いのが「だるだる」の状態。主な原因は、冷たいもの、甘いもの、脂っこいものなどの食べすぎで、体の中にドロドロの不要物が溜まり、痰湿《たんしつ》の状態になっていることです。胃腸も弱っていて余分なものを排出できていないために、むくみ、めまい、吐き気、痰が多い、下痢や軟便気味といった症状もみられる場合が多いです。

舌を見て黄色いこけがべったりついているなら、ドロドロを取り除く食材で、かつこもった熱を取り除く①の食材を。白いこけなら同じくドロドロを取り除き、かつ冷やさない②の食材を食べましょう。

原因となった食べ物やお酒、過剰な水分を控えることも必要です。

おすすめ食材 ①

はまぐり、大根、たけのこ、あさり、海藻類

おすすめ食材 ②

にんにく、さといも、春菊、高菜、エリンギ、豆乳、ゆば、こんにゃく、オリーブ、梨、きんかん、ゆず

おすすめ食材 ①

はまぐり

体内の水分バランスを整え
〝だる重〟を軽減

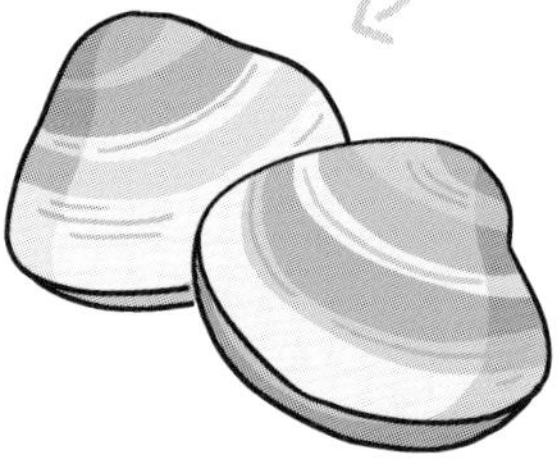

五性 寒

余分な水分やドロドロの不要物を排出し、こもった熱を取り除く。むくみ、のぼせ、口臭対策にもおすすめ。亜鉛や鉄分など複数のミネラルや、脳神経の機能を活性化するグルタミン酸、ビタミンB_{12}などが含まれ栄養豊富。**簡単な食べ方** 少量の酒をかけたらフタをして蒸し焼きにし、貝が開いたら仕上げに刻んだねぎとレモン汁をかける。

おすすめ食材 ②

にんにく

胃腸をあたためて活性化
不要物も取り除く

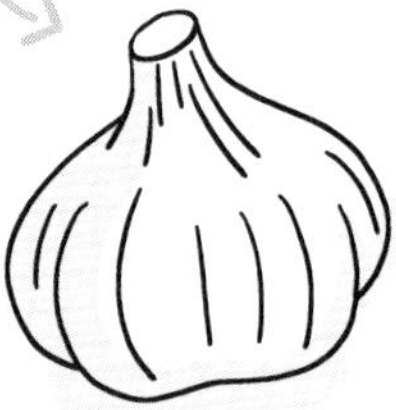

五性 温

体をあたためる力があり、特に胃腸をあたためて消化力を高めてくれる。ドロドロの不要物や湿気を取り除く働きもあり、体の中の水はけが悪く、重だるい人向き。単体で大量に食べると熱がこもりすぎるので、ほかの食材と一緒に食べる。**簡単な食べ方** にんにく1片（スライス）＋トマト缶＋鶏肉＋コンソメキューブ1個を一緒に煮る。

へろへろ

体質
気虚

ぐったりしすぎて気力ゼロ 対処しないと心も危険に

仕事や家事、育児などに追われ、毎晩倒れこむように寝るほど忙しい人が陥りやすいのが「へろへろ」の状態。体が疲れすぎてしまった結果、気力まで奪われているという気虚《ききょ》の状態です。

放っておくと胃腸の機能が弱っていき、消化吸収が正常にできなくなって、元気のもとである気がさらに作れなくなっていきます。

また、疲労が主な原因ではありますが、疲れすぎを放置していると、「疲れているのに眠れない」などの睡眠トラブルも併発します。そうなるとメンタルの安定に必要な血《けつ》も不足し始め、最終的には「うつうつ」し始めるなどの悪影響が出る可能性大。

気を作る食べ物を積極的に食べて、まずは体を回復させましょう。

おすすめ食材

しいたけ、牛肉、もち米、やまいも、あさつき、枝豆、さやいんげん、さくらんぼ、桃、ししゃも、いわし、さわら、かつお、ぶり、たこ、羊肉、甘酒、酒かす、米麹、カカオ、白ワイン

疲れた体にやさしく
効能多数のうれしい食材

しいたけ

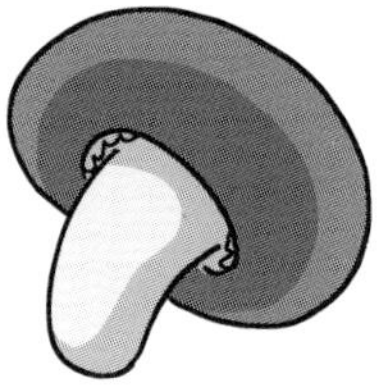

五性 平

体をあたためも冷やしもしない平性なので、穏やかに気を補い、弱った体を元気にする。胃腸の機能を高めて、食欲不振や倦怠感も改善。ビタミンDも豊富で、疲労回復、ストレス対策にもおすすめ。干ししいたけはさらに効能が増え、老化対策にも有効。**簡単な食べ方** 適当な大きさに切ってバターで炒め、仕上げにしょうゆをかける。

牛肉

心身ともに疲れたときの
回復を強力にサポート

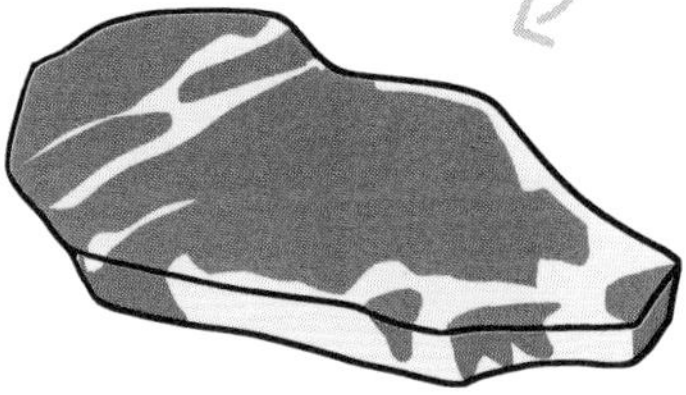

お腹を元気にしながら、気も血も補ってくれる心強い食材。虚弱体質や病気による体力低下時にも向くほど、元気を補う作用が強い。消化の負担にならないように、赤身を選び、よく噛んで、少量ずつ食べよう。疲れが激しいときは、スープに入れて食べるといい。メンタルを安定させるセロトニンの材料になる、トリプトファンも豊富。

五性 平

ざわざわ・そわそわ

体質

血虚

瘀血

陰虚

痰湿

何よりもメンタルを安定させる血が足りません

具体的な心配事があるわけではないのに、胸が「ざわざわ」する。なんだか落ち着かなくて「そわそわ」してしまう。そんな気持ちになるのは、血《けつ》が足りなくて精神が不安定な、血虚《けっきょ》の状態が主な原因です。

血虚にさらに潤いが足りない陰虚《いんきょ》が重なっている場合と、体の中にドロドロの不要物が溜まった痰湿《たんしつ》の状態が重なり、恐れの感情とつながりの深い腎の弱りも招いている場合があります。

舌を見て、赤い、ひび割れている、全体が小さい、という場合は、血と潤いを補ってくれる①の食材を。

舌が肥大している、こけがベッタリついている場合は、まず不要物を排出する②の食材を、こけが薄くなったら①の食材も摂りましょう。

おすすめ食材 ①

黒きくらげ、ほうれん草、にんじん、しめじ、鶏卵、いか、たこ、ぶり、しじみ、牡蠣、豚肉、鴨肉

おすすめ食材 ②

豆乳、大根、さといも、春菊、高菜、エリンギ、にんにく、ゆば、こんにゃく、あさり、はまぐり、海藻類、オリーブ、梨、ゆず

おすすめ食材①

黒きくらげ

血《けつ》も潤いも補い アンチエイジングにも有効

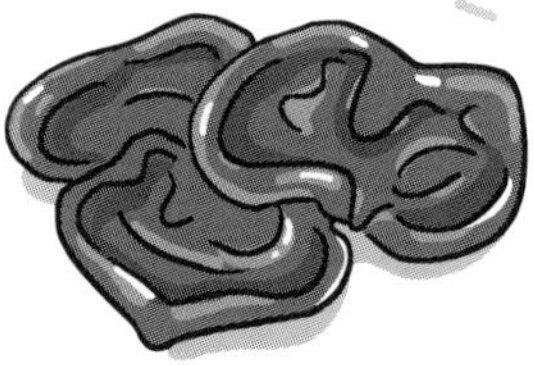

五性 平

血をきれいにして巡りをよくし、足りない血のもとを増やし、潤いも補う。ビタミンD、鉄分、食物繊維、ミネラル類も含む栄養満点食材で、貧血や便秘にも有効。腎を元気にするので、老化対策や滋養強壮にも。**簡単な食べ方** 味に癖がないので炒め物やスープに加えよう。卵との相性もいいので、炒めたり、刻んで卵焼きに入れても。

おすすめ食材②

豆乳

不要物を排出しつつ メンタルも安定させる

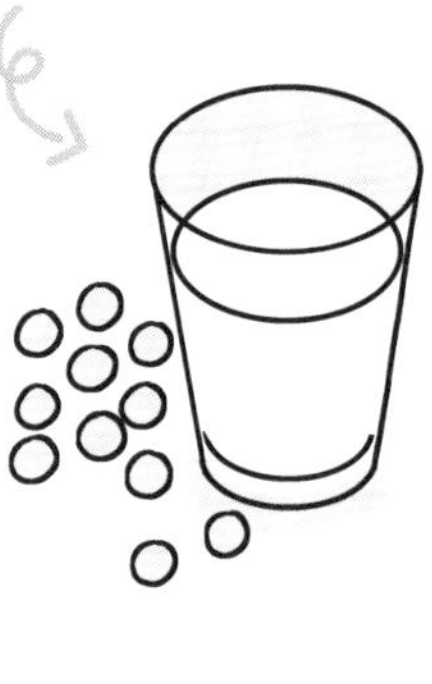

五性 平

疲れをやわらげて、潤いを補い、ドロドロの不要物を取り除く。便秘やむくみも改善。弱っている胃腸にも負担の少ない優秀なたんぱく源。無調整のものを加熱して摂るのがおすすめ。**簡単な食べ方** 豆乳にご飯を入れてとろ火で煮て、味噌で味つけしておじやに。仕上げにすりごまをかけて。野菜たっぷりの豆乳鍋にしても。

おろおろ

体質

気虚

気滞

血虚

瘀血

陰虚

痰湿

体内の不要物が決断力を弱らせる

「おろおろ」とうろたえるのは、脂っこいものやお酒の摂りすぎで、体内に不要物が溜まった痰湿《たんしつ》の状態。それによって、決断力を司る五臓六腑の胆《たん》が弱り、おろおろするのです。血《けつ》が不足して不安感が助長された血虚《けっきょ》や、胃腸の弱りによる気虚《ききょ》の状態を併発している場合もあります。

舌を見て、黄色いこけがべったりついているなら、まずはドロドロの不要物を取り除き、こもった熱を取り除く①の食材を。白いこけなら、水分の摂りすぎやネバネバ系の食べ物を控えつつ、同じく不要物を取り除くけれど冷やさない、②の食材を食べましょう。これらを続けていれば、胃腸が元気になり、気虚の状態も解消されていきます。

舌が薄ピンク色でこけはないなら、加齢や消耗が原因なので、血を補う③の食材を。①、②を食べていた人も、こけが薄くなったら③を。

おすすめ食材①

大根、たけのこ、海藻類、あさり、はまぐり

おすすめ食材②

エリンギ、さといも、春菊、高菜、にんにく、豆乳、ゆば、こんにゃく、オリーブ、ゆず

おすすめ食材③

鶏レバー、ブルーベリー、プルーン、栗、くるみ、うなぎ、牛レバー、黒ごま

体内の不要物を一掃
消化能力も高い

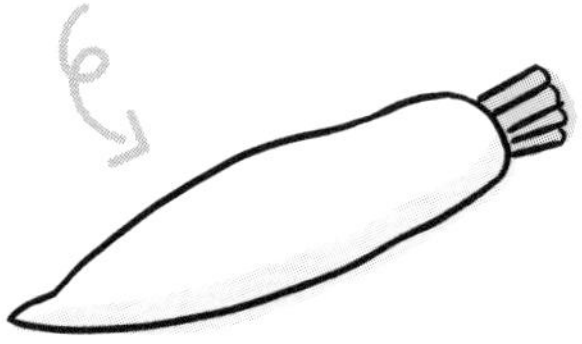

五性 熱 温 平 **涼** 寒

おすすめ食材 ①

大根

体内に溜まったドロドロの不要物を取り除く働きがあり、胃腸が弱っている人の強い味方。ジアスターゼなどの消化酵素を複数あわせ持つ、天然の消化剤。生では冷やす作用があるので、たくさん食べるなら加熱して。

おすすめ食材 ②

エリンギ

不要物を排出する、胃腸を元気にする、便通を改善するなど、痰湿のさまざまな害に有効な働きを持つ。免疫力強化の働きをするβ-グルカンや、食物繊維も含む。不溶性食物繊維が多いのでよく噛もう。

消化を助け
便秘解消にも役立つ

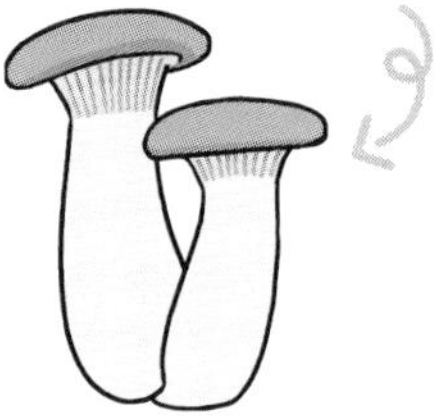

五性 熱 温 **平** 涼 寒

おろおろする心も
貧血も不眠も手助け

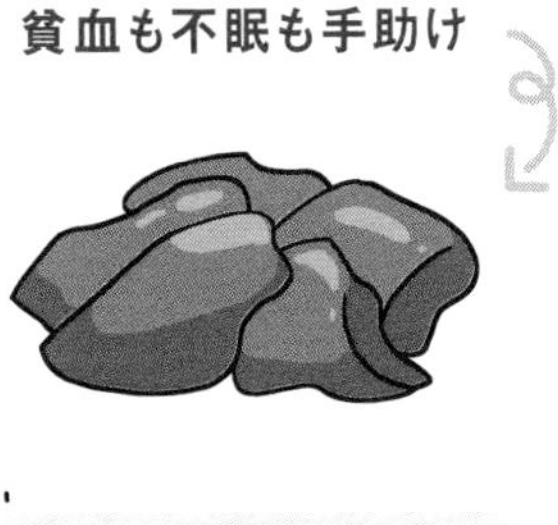

五性 熱 **温** 平 涼 寒

おすすめ食材 ③

鶏レバー

血を補う働きが強く、不安が強い人や不眠の悩みに向く。顔色が白っぽい、ふらつくなど貧血の症状がある人にも。**簡単な食べ方** にらやもやしと、オイスターソースで炒めたり、しょうがと一緒に赤ワインで煮てもいい。

モヤモヤ

体質

気虚

気滞

血滞

気血

陰虚

陽虚

ストレスで滞った巡りを強い香りの力で流しましょう

理不尽なことを言われて、言い返したいけど言えずにモヤモヤ。複数人での会話中、誰かの意見に本当は賛同していないのについ合わせてしまい、後でモヤモヤ。そんなふうに何かストレスを感じることがあり、気の巡りが滞って気滞《きたい》の状態になり、言葉にできない「う〜〜」というような感情がこもっているのが「モヤモヤ」です。

気を流すことが必要なので、気を巡らせる食材を摂りましょう。香りが強いもの、特にかんきつ系の果物には気を巡らせる働きがあります。果汁100％のストレートジュースを飲むのもお手軽な方法です。

〝気が停滞していること〟がよくないので、深呼吸をする、屈伸したり肩を回すなどして、〝体を動かす〟ことも必要です。

おすすめ食材

しょうが、グレープフルーツ、きゃべつ、玉ねぎ、ピーマン、大葉、春菊、パクチー、エシャロット、らっきょう、マッシュルーム、みかん、きんかん、ゆず、かぼす、すだち、ぶり、かじき、そば

玉ねぎ

**全身をあたためて
アリシンで疲労回復も**

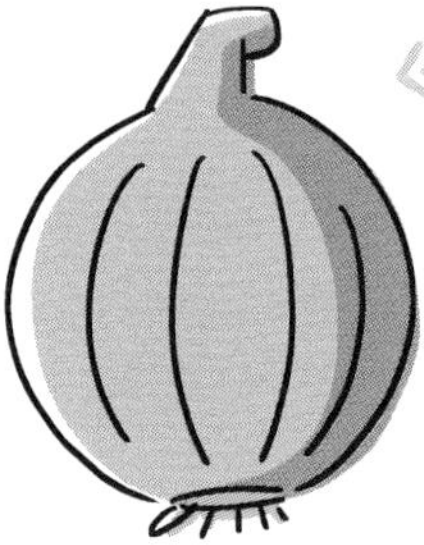

五性 熱 **温** 平 涼 寒

気を巡らせて気滞を解消すると同時に血流も促すので、全身の巡りがよくなり、体があたたまる。血液をサラサラにしたり、エネルギー代謝を活性化させて疲労回復に働くアリシンも豊富。胃液の分泌を促して、胃もたれも改善する。**簡単な食べ方** 玉ねぎを水とコンソメで煮てスープにし、仕上げに黒こしょうをふる。

グレープフルーツ

**気分をすっきりさせ
溜め込んだものは排出**

〝気を巡らせる力〟に優れている。お酒の毒を取り除いたり、消化を助け、胃もたれや胃痛を改善する作用もあって、不要物を溜めこんでいる人向き。ビタミンCの含有量が高く、またナリンギンという独特の苦みを作り出すポリフェノールも含み、抗酸化力が高い。ジュースで摂るなら、果汁100％を。赤色のものはリコピンも含有。

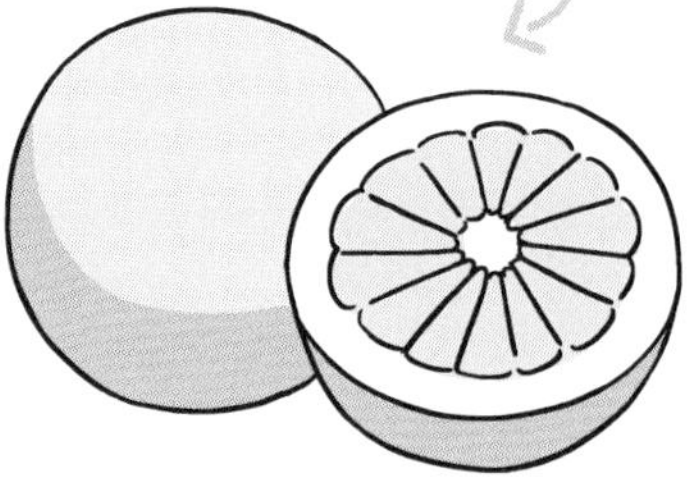

五性 熱 温 平 涼 **寒**

もんもん

体質

気虚

気滞

血虚

瘀血

陰虚

痰湿

考えすぎで気が停滞 まずは気を巡らせることから

「もんもん」は、何かひとつのことが引っかかり、それが頭の中でループして悩み続けてしまうような状態。「あの人が言ってたこと、本当はこういう意味なのかな」「あれは絶対間違ってるのに……」といったことを、繰り返し考えてしまいます。「モヤモヤ」と比較すると、思い悩みの度合いが強いイメージですが、体の状態は、モヤモヤと同じく気が巡らず滞って、さらに熱がこもっている状態です。

まずは、こもった熱を取り除き、胸苦しさを解消する食材を摂りましょう。気が巡れば頭がすっきりし、ひとつの考えでいっぱいな状態から、ふっと気をそらしやすくなります。食べること以外では、「あーー!」と大声を出す、ちょっと走るなどもおすすめです。

おすすめ食材

チンゲン菜、納豆、小麦、メンマ、ぶどう、スイカ、緑茶、カモミール、レモンバーム、味噌

感情による熱を鎮め
悩みのループを解消

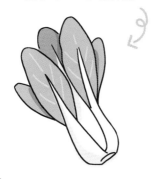

チンゲン菜

五性 **平**

心のわずらわしさを取り除く働きがあり、もんもんと思考がループして眠れないような状態に最適。血行を改善して、過剰な熱を冷ますなどの働きも持つので、つい考え込んでしまう人におすすめ。β-カロテンが豊富で、カリウム、カルシウムなどのミネラル類も多く含む。

簡単な食べ方 豚肉と一緒にオイスターソースで炒めて。

納豆

腸活の強い味方で
気の巡りも促す

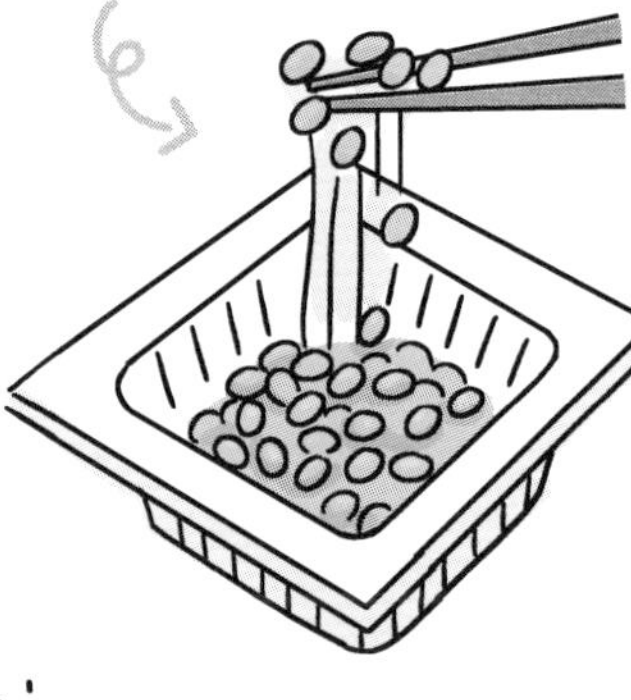

血をいきいきと巡らせる作用や、ドロドロの不要物を排出する作用がある。さらに気の流れも促し、停滞した気分を解消するなど、メンタルによい働きも持つ。血行をよくするので、冷えや痛みをやわらげて、肩こりや腰痛を緩和する。血栓症を予防するナットウキナーゼも豊富。かきこむように食べがちなので、よく噛もう。

五性 **温**

暴飲暴食

胃に熱があり興奮状態
熱を冷ますことを最優先に

ストレスが強くかかり、イライラムカムカし続けていると、胃に熱がこもり、食欲が異常亢進してしまうことがあります。熱で胃の内側が燃え上がり、カッカしたり、ワーッと興奮しているような状態です。

そうなると、食べても食べても満足感、満腹感がなく、ドカ食いをしてしまうことになります。まずは体の中の熱を取り除き、冷ます働きのある食材を摂りましょう。

こんなときは体の中の熱が過剰な状態なので、脂っこいもの、辛いもの、味の濃いもの、お酒など、火の中に入れたら燃えやすそうなイメージの食べ物は避けましょう。

3日くらい、おかゆと味噌汁だけにしてみるのもおすすめです。

おすすめ食材

きゅうり、トマト、なす、ゴーヤ、セロリ、白菜、豆苗、キウイフルーツ、スイカ、バナナ、柿、梨、ひじき、あさり、緑茶、緑豆はるさめ

食欲がない

気力も体力も補える食材を

食べようとすれば食べられるけれど、食べたいものは浮かばない。胃と腸のどちらか、または両方ともが弱るとそんな状態になります。

過労続きで、気力や体力がない、ショックな出来事があった、心配事をずっとグルグル考えている、といった場合に起こりやすい症状です。

胃腸を元気にして、正常に消化吸収できる状態に整えていく働きの食材を摂りましょう。

おすすめ食材

白米、いも類、にんじん、りんご、パイナップル、豆腐

胃もたれ

食材で消化促進をサポート

胃が弱って消化する力が弱っていると、食事の後に胃が重い、気持ち悪い、ムカムカする、などの症状が出がちです。

こんなときは消化不良を改善する、溜まっているものを取り除く食材を摂ってみましょう。消化酵素を豊富に含む食材も、もちろん有効。〝胃腸が嫌いなもの〟（P43参照）をしばらく避けることも必要です。

おすすめ食材

大根、かぶ、キウイフルーツ、酢、そば

便秘

食べすぎが原因の可能性大
押し出せないなら胃腸全体を元気に

便秘の原因はひとつではなく、いくつか考えられます。

ひとつは便がつまっている場合。便が硬くなっていることも多いのがこのケースです。食べすぎの可能性が高いので、量を少し調整することと。特に、味の濃いもの、甘いものを減らし、胃腸を軽くしてあげましょう。〝胃もたれ〟（P179）の食材を摂るのも有効です。便がコロコロして硬い場合は、葉物野菜を加熱してたくさん食べましょう。また、腸を潤して便秘を改善する①の食材を摂ってみてください。

もうひとつは、やせていたり病後などで胃腸の元気がなく、お腹に力が入らず便を押し出す力が弱っているケースです。この場合はお腹を丈夫にする②の食材をしっかり噛んで食べましょう。

おすすめ食材 ①

さつまいも、ごぼう、しめじ、えのきだけ、白菜、ほうれん草、小松菜

おすすめ食材 ②

白米、もち米、とうもろこし、そら豆、かぼちゃ、アボカド、なつめ

下痢

お腹を冷やさないことを第一に漏れを防ぐ働きを持つ食材を

何か体に合わないものを食べたり、冷たいものを一気に大量に食べ、お腹を急激に冷やしたときに、急性の下痢を起こすことがあります。急性以外にも、胃腸が弱っていて消化吸収力が下がり、便の中に水分が多い状態が続き、慢性的にお腹がゆるい、常に下痢気味という場合もあります。

まずはお腹を冷やさないことと、冷たい水分や夜間の食べすぎ飲みすぎを避け、胃腸をいたわりましょう。そのうえで、尿、便、汗などが漏れ出るのを防ぎ、引き締めて留める働きのある食材を摂りましょう。日本人には乳製品が合わない人も多く、冷たい乳製品で下痢を起こす場合もあるので注意してください。嘔吐や発熱を伴う場合は病院へ。

おすすめ食材

もち米、やまいも、そら豆、ほうれん草、れんこん、ぎんなん、くるみ、梅、りんご、ざくろ

全員におすすめ
メンタルのタイプ別
お悩み別

慢性疲労

気血水の不足を補い、気を巡らせて

慢性疲労の原因のひとつ目は、気や血《けつ》が不足した状態です。めまいがする、不安感が強い、不眠といったお悩みを伴う場合には、①の気を補う食材と血を補う食材の組み合わせを摂りましょう。

次に、気の不足に加え、動きすぎや発汗しすぎで、潤い（水《すい》）を消耗した状態。肌の乾燥、のどの渇き、気持ちが落ち着かずそわそわする、などの症状が出ます。この場合は、②の気を補う食材と潤いを補う食材の組み合わせを摂りましょう。

もうひとつは、急に疲れを感じて、少しすれば回復するという状態を繰り返すような場合です。倦怠感が強い、口内が苦い、寒くなったり暑くなったりを繰り返す、イライラ怒りっぽいなどの症状を伴います。この場合は気を巡らせる働きのある③の食材がおすすめです。

おすすめ食材①

白米、いも類
＋
かつお、牛肉

おすすめ食材②

白米、いも類
＋
アスパラガス、豚肉

おすすめ食材③

玉ねぎ、ピーマン、エシャロット、らっきょう、みかん、ぶり

不眠

覚醒しすぎか、鎮静不足か、原因に合わせた食材を

不眠は大きくふたつの原因が考えられます。

夜中に何度も目が覚めてしまったり、寝汗を多くかくような場合は、興奮性の不眠です。心に気にかかることがあり、考えすぎることで熱が生まれて覚醒してしまうので、①の熱を冷ます食材と、気を巡らせる食材の組み合わせを摂りましょう。緑茶にはカフェインが含まれるので、カフェインに敏感な人はバナナを選んでください。

とにかく寝つけず、布団の中でずっと寝がえりを繰り返していたり、眠りが浅く短時間で目が覚めるような場合は、心が不安定で鎮静できていないことが原因です。精神を安定させる②の食材を摂りましょう。

これらは寝る直前ではなく、日々の食事で摂るように心がけましょう。

おすすめ食材 ①

バナナ、緑茶
＋
ゆず、ジャスミンの花

おすすめ食材 ②

小麦、やまいも、あさり、牡蠣、ほたて、鶏卵、うずらの卵、はちみつ、なつめ

めまい

原因を見極めて、自分の症状に当てはまるものを

めまいの原因のひとつ目は精神症状に伴うめまいです。カッとしたり、イライラしたときにめまいがするなら、①の熱を冷ます食材を摂りましょう。次に、気と血が不足していて起こるめまい。立ちくらみが多い、不安感が取れないなどの人は、気と血を同時に補える②の食材を摂りましょう。３つ目は体の中にドロドロの不要物が溜まった状態です。じっとしていてもフラつく、目をつぶるとグルグル回る、などの場合には、③の不要物を取り除く働きの食材を摂り、飲酒は控えましょう。４つ目は、加齢や過労に伴うめまいです。歩いていてフラつく、つまずきやすい、漠然とした恐怖感が強いなどの場合は、④の足腰を元気にする働きのある食材や、〝黒いもの〟〝実のもの〟（Ｐ１３０参照）を。

おすすめ食材 ①

緑茶、グレープフルーツ

おすすめ食材 ②

たら、うなぎ

おすすめ食材 ③

豆乳、こんにゃく

おすすめ食材 ④

えび、黒ごま

耳鳴り

キーンとするか、ゴーッと聞こえるかで対策を分けて

耳鳴りの原因は大きくふたつ考えられます。

キーンという高い音がして、めまいも伴いがちなら、興奮性の耳鳴りです。気の巡りが悪く、体の中で熱が頭のほうへ上がってきて聴覚が興奮した状態になり起こります。①の体の中の過剰な熱を冷ます食材と、気を巡らせる食材を組み合わせて摂ってください。

ゴーッという低い音がする耳鳴りは、加齢や過労が主な原因。手で耳をギュッと押さえると止まることが多い耳鳴りです。生命力や精力の要になっている五臓の腎が弱っているので、腎を元気にする働きの強い②の食材を摂るようにしましょう。

耳鳴りは早期対策が重要なので、まずは耳鼻科に行きましょう。

おすすめ食材 ①

きゃべつ、かんきつ類
＋
セロリ、緑茶

おすすめ食材 ②

ブルーベリー、プルーン、栗、くるみ、えび、うなぎ、豚肉、羊肉、レバー（牛・鶏）、黒ごま

頭痛

痛み方と一緒に出る症状で判断を

頭痛のひとつ目は、体の中の熱が瞬間的に強くなった急性の場合です。急激に怒って血管が浮き、ドクンドクンと拍動を感じるような痛みが出るなら①の食材を。とにかく熱を下げるために、緑茶を濃く入れて飲みましょう。次は、体内に熱が慢性的にあり、潤い（水《すい》）と血が不足している場合。じんわり痛む片頭痛がある、めまいを伴うなど、更年期や中年以降によくみられます。潤いと血を補う②の食材を摂りましょう。3つ目は気が不足して起こる頭痛。慢性的に反復する頭痛でシクシクと痛み、疲れると痛みが増し、息切れ、声が小さいなどの症状も伴います。③の食材で気力を回復させましょう。4つ目は慢性の重たい頭痛で、血の不足が原因です。肌にツヤがない、目がかすむなどの症状も伴います。④の血を補う食材を、少量ずつよく嚙んで食べましょう。

おすすめ食材 ①

あさり、緑茶、スイカ

おすすめ食材 ②

セロリ、クレソン、ミント、すもも、クコの実

おすすめ食材 ③

どんこ、ししゃも、甘酒

おすすめ食材 ④

まぐろ、しじみ、レバー（牛・鶏・豚）

吐き気

原因はメンタルか、慢性的な胃の弱り

食中毒などの外的要因でない場合、吐き気のひとつ目の原因は、ストレスが影響し、気の流れが停滞することです。からえずき、胸が張って苦しい、イライラ怒ったり、落ち込んだりしやすいなどの症状があるときは、気を巡らせてくれる①の食材を摂りましょう。

もうひとつ、原因がはっきりしないけれど頻繁に吐き気がするという人は、先天的に、または日頃の食生活で胃腸が極端に弱っている状態です。胃腸を元気にする②の食材を摂りましょう。こういう人は、過剰な水分と冷たいものは徹底的に避けてください。

①も②も、直接的に吐き気を抑えるものではなく、普段から摂ることで吐き気を予防するものです。現状の吐き気を抑えるには、しょうがを薄く切って口にふくんだり、煮てその煮汁を飲むなどがおすすめです。

おすすめ食材 ①

大葉、玉ねぎ、ピーマン、エシャロット、らっきょう、グレープフルーツ、ライチ

おすすめ食材 ②

白米、いも類、にんじん、トマト、チンゲン菜、しいたけ、りんご、パイナップル、なつめ

Q 子育てでいっぱいいっぱいで、心も体もヘトヘトです

A あれもこれもはできなくて当然です。生き延びることを最優先に

　子育てでしんどいときは周りの手を借りられるだけ借りて、道具も使えるだけ使いましょう。母乳の代わりに粉ミルクを使ってもいいし、離乳食を電子レンジで作ったり、市販品を活用してもいい。「今だけなんだから、○○してあげなさい」と言う親や知人、SNS上の〝よかれと思ってアドバイス〟などは、全部無視していいんです。それは、その人の〝理想〟を押しつけているだけですから。他人の〝理想〟や〝正解〟ではなく、あなたができて、続けられることだけすれば、それで十分です。コンビニのお弁当、ゆで卵、インスタントの味噌汁などでもいいので、栄養を摂って生き延びましょう。もし手伝ってくれる人がいたら、野菜たっぷりの味噌汁を作ってもらってください。

第4章

胃腸と心が元気になる

暮らし方

睡眠

23時～3時にぐっすり眠って、体はもちろん、心にも栄養を

この章では、睡眠や入浴をはじめ、食事以外の日々の生活にまつわることで心の不調を改善していくヒントをご紹介していきます。

まず最初に、メンタルが弱っているとき、食事以外ですぐにできることとして心がけてほしいのは、よい睡眠をとることです。

よい睡眠といっても、「何時間寝るか」という睡眠時間の長さよりも、「何時に寝るか」を意識してほしいのです。

理想は、23時から午前3時の間に熟睡できていることです。なぜなら、中医学の考えでは、この時間に眠っていることがメンタルの安定に欠かせないからです。

そもそも睡眠は、体や脳をただ休ませているだけではありません。寝ている間

に体は傷ついた箇所を修復したり、脳は記憶を整理したりしています。十分な睡眠が取れない日が続くと、体の修復も脳の整理もできません。毎日回復しきっていないまま過ごすことになり、ダメージが蓄積していきます。

睡眠不足によってメンタルにも悪影響が出るのは、五臓の〝肝《かん》〟と気血水の〝血《けつ》〟が、睡眠に大きく関係しているからです。

肝は、全身を巡った血を貯めて浄化し、きれいになった血を体の各部に送っています。また、ストレスに対処したり、メンタルを安定させる働きも担当し、さらに感情、思考、意志、夢想などの高度な精神活動も担っています。こうした肝の仕事のうち、血を貯めて浄化する作業は、活発に行われる時間が決まっていて、それが夜中の午前1時から3時の間なのです。

午前1時から3時に私たちがぐっすり眠っていれば、肝が活発に働いて、全身の血が肝に集まります。そこで浄化された血が、また全身を巡るので、肌ツヤもよくなるし、心も安定します。

しかし、午前1時を過ぎても起きていると、肝は十分に働けません。血を集めて浄化することもできず、汚れたままの血が全身を巡ります。そのため、**夜更かしした翌日は顔色がくすみ、眼の下にはクマがくっきり。心も不安定だし、頭はボーッとしてなかなか考えがまとまらない**、といった状態になるのです。

遅く寝る、昼夜逆転の生活サイクルがよくない理由

肝が活発に働くのは午前1時から3時なのに、「理想は23時から」とお伝えしたのには、もうひとつの理由があります。

23時から午前1時は、五臓六腑《ごぞうろっぷ》の六腑のひとつである〝胆《たん》〟が、活発に働く時間です。胆は決断力を司ります。また、胆と肝は密接な関係にあるため、胆の働きが悪くなると、肝にも影響してしまいます。ですから、**メンタルを安定させたいなら、23時から3時の間に熟睡できていることが理想**なのです。

深夜まで起きているとき何をしているかといえば、スマホでSNSや動画などを見続ける、オンラインゲームをしている、という人が多いと思います。

刺激の強い情報に触れると、脳は興奮状態が続きます。画面から出るブルーラ

イトには覚醒効果もあります。横になってもすぐに眠れないからといって、「眠くなるまで、ちょっとスマホを見よう」を習慣にしてしまうと、眠りにつく時間は遅くなるばかりです。

また、メンタル不調に悩まされている人が、**よくやりがちで、でも絶対にやってほしくないのが、昼夜逆転**です。一度そうなってしまうと、そのサイクルから抜け出すことが難しくなりますし、肝と胆がうまく働かなくなるので、ますますメンタルも体も弱るという悪循環が起こります。

ですから**「何時に寝るか」がメンタル不調の改善には重要**なのです。

私の漢方相談でメンタルの悩みを抱える方に必ずお伝えするのは、「ちゃんと夜眠って、朝起きられるようにしていきましょう。休日も、布団に入る時間と起きる時間をずらさないようにしましょう」ということです。

昼夜逆転を改善するには、**〝たとえ遅く寝ても、朝は無理やり早く起きる〟**が有効です。強制的に早く起きて、その日は眠くなっても昼寝は30分以内にして、活動する。そうすると、夜になれば自然な眠気がくるはずです。

睡眠

中医学でも西洋医学でも、不眠の原因は体内のバランスの乱れ

不眠には、「なかなか寝つけない」「眠りが浅い」「途中で目が覚める」などの状態がありますが、中医学では陰陽（P64参照）の〝陽が強くなりすぎた〟か、〝陰が弱くなった〟か、どちらかの理由で不眠が起こると考えます。

陰陽とは、自然界のものを大きくふたつのグループに分ける考え方でしたね。陰は夜や鎮静のグループ、陽は昼や活動のグループなので、「陰を強くすれば、ぐっすり眠れるようになるのでは？」と思うかもしれませんが、そう単純ではありません。

陰陽のバランスは、1日のなかでも刻々と変化しています。朝の太陽が昇る時間になると、陽が増えて、陰が減っていき、太陽が頭上にある昼間には陽が最大になり、陰が最小になります。暗くなり始めると、今度は陰が増えて、陽が減っ

ていき、真夜中には、陰が最大になり、陽が最小になります。

陰陽というのは、どちらかが強すぎたり、弱すぎたりするのは、いい状態ではありません。**陰陽のバランスがとれた状態で、ゆるやかに変化していくことが、深く眠ってすっきり目覚めるために欠かせない**のです。

自律神経のバランスと睡眠の関係性

陰陽のバランスは、西洋医学における自律神経のバランスと通じるところがあります。

自律神経は、心拍数や血流、呼吸など、私たちの体を生かすための機能を調節している神経で、交感神経と副交感神経に分かれています。

自律神経が調節している機能には睡眠も含まれていて、交感神経優位の状態から副交感神経優位へ切り替わることで、体が眠る態勢になります。

ですが、その切り替えがうまくいかないと眠りにつきにくくなるのです。

交感神経は日中に優位になり、体を活動させる状態にしています。副交感神経は夜に優位になり、体をリラックスさせます。このふたつの切り替わりは、基本的に自分の意志でコントロールできるものではありません。健康な状態であれば、朝になると自然に交感神経が優位になって活動的になり、日が沈む頃になると自然に副交感神経が優位になってきて、眠くなってくるのです。

ところが、心配事や不安を抱えていたり、忙しすぎて疲労困憊《ひろうこんぱい》だったり、ストレスの影響やホルモンのゆらぎなど、さまざまな理由で、自律神経のバランスが崩れることがあります。

バランスが崩れると、夜になっても副交感神経が優位に切り替わらず、交感神経優位の状態が続いてしまい、眠くならない、なかなか寝つけない、という状態になるのです。

中医学的な視点でも、西洋医学的な視点でも、体の中のバランスを崩さないことが〝健康の要〟であり、いい睡眠を得るための条件ですが、食習慣などによっても、そのバランスが崩れる場合があります。

198ページから、不眠の症状別に、その原因と簡単な対策をご紹介します。

Q 睡眠薬は、やっぱり飲まないほうがいいですか?

A 使ってもいいですが、不眠の原因が治るわけではないことを忘れずに

眠れなくて睡眠薬を飲んでいる方から、「本当は飲まないほうがいいんですよね?」と聞かれることがよくあります。使用することに不安を感じている方も多いのでしょう。私の見解は、必要なときは飲んでもいい、ただし西洋薬の多くは、不調の根本原因を治してくれるものではなく、今出ている不快な症状を抑えてくれるもの、です。睡眠薬は、脳の興奮を抑制して眠らせることはできるけれど、不眠の原因となっているメンタル不調を治すことはできません。ですから、頼りっぱなしではなく、薬で症状を抑えている間に、食べ物や生活習慣を少しずつ変えましょう。そうして心と体を整えて、自分で根本の原因を取り除けるように導いていく。睡眠薬を使うときには、このことを忘れないでほしいと思います。

睡眠

眠りを妨げている原因は？
不眠の症状別　今夜からできる対策

ひと言で「眠れない」といってもさまざまな症状があり、同じ症状でも複数の原因が考えられます。

そして、眠れない日がときどきなのか、毎日同じような状況が続いているのかで、心身への影響は大きく異なります。

どうしても眠れないときは、睡眠薬に頼ってもかまいません。それくらい睡眠には、心身を回復させる力があるからです。

でも、ずっと薬に頼らなければいけない状態は不自然です。適切に薬を使用してまず眠り、同時に薬に頼らずできる対策もして、改善を図りましょう。

次ページからの症状で当てはまるものがあれば、そこで紹介している対策を実践することで、次第に自然な眠りのサイクルを取り戻せます。

なかなか寝つけない

考えすぎていたり、思い悩んだり、喜怒哀楽の感情が過度になっていたりすると、陰陽の陽が強くなりすぎて、なかなか寝つけないということが起こります。頭がワーッと興奮状態になっているイメージで、経験のある人も多いでしょう。

考えすぎたり、思い悩んだりするとメンタルが弱るのはもちろんですが、それだけではありません。実は五臓の心《しん》と脾にも影響します。

心《しん》は精神活動を管轄しているため、**考えすぎると心《しん》が消耗して精神状態が不安定になる**ので、結果、寝つけなくなってしまいます。

思い悩みすぎると脾（胃腸）が消耗して、消化吸収する力が弱まります。すると、気や血を十分に作れなくなり、五臓すべての働きが悪くなるので、やはり不眠につながります。

すぐできる対策は、**今抱えている心配事、不安を紙に書き出して目で見てみる**こと。方法は205ページで紹介しているので、参考にしてください。

怒りや悲しみなどの感情が過度に強くなっている場合は、五臓の肝を弱らせてしまいます。**怒りや悲しみだけでなく、喜びや楽しいという感情が強い場合も、興奮しているという意味では同じなので、肝を弱らせ、寝つけなくなります。**

先にも説明したように、肝は睡眠に深く関わっていて、全身に血を送るだけでなく、気を巡らせる役割も担当しています。肝が弱ると、気と血が滞ってしまい、睡眠の質も下がってしまいます。

また、血を蓄える肝が弱ると、その血から栄養を送られている心《しん》も弱るので、考えすぎのときと同様に精神が不安定になり、不眠につながります。

対策は、**かんきつ系など、気を巡らせる香りを嗅ぐ**こと。食事では香味野菜を摂るようにするのもいいでしょう（P158①②）。

そのほかには、足裏全体を手のひらでグルグルと円を描くようにさすると、陽から陰への転換が促され、興奮が鎮まり寝つきやすくなります。

ゆったり深い呼吸を繰り返したり、ストレッチをしたり、薄暗くした部屋の中を無心でゆっくり歩いたりするのも効果的です。

中途覚醒してしまう

寝つきは悪くないけれど途中で何度も起きてしまう、一度起きたらその後は眠れない、といった中途覚醒は、〝眠り続ける力が弱い〟と考えます。

これは、陰陽の陰が弱くなりすぎている状態。**疲れて消耗してしまっていて、眠り続けるためのエネルギーが不足**しています。家事に仕事に忙しく、1日やることだらけで動き回って、夜にはぐったり。そんな方に多い悩みです。

疲労困憊しているのなら、ぐっすり眠れるような気もしますよね。もちろんそういう場合もありますが、働きすぎてエネルギーを消耗すると、脾（胃腸）の働きが悪くなってしまいます。

つまり、消化吸収の機能がうまく働かなくなった状態。そうなると、食べたものを取り込んで、体に必要な気や血をうまく作ることができず、ほかの五臓の働きも落ちて、不眠につながるのです。

対策は、**何よりもまず休む**ことです。「この仕事が終わったら休みをとろう」

と考えるのではなく、「休んだ後でこれをやろう」と休息優先にすることをおすすめします。

休むことは「罪悪」ではありません。家事が少し手抜きになっても、仕事をひとつ明日に回しても、まずは心と体をしっかり休めましょう。

また、極端に動くことが少なかったり、運動不足でも、やはり胃腸の働きが悪くなり、働きすぎと同じように眠れなくなることがあります。この場合は、屈伸する、散歩する、腕をグルグル回すなど、簡単でいいので体を動かすことから始めましょう。

夢ばかり見る、眠りが浅い

「寝ている間、ずっと夢を見ている気がする」「ものすごくはっきりした夢を見る」。こうした症状は、中医学では〝多夢《たむ》〟と呼びます。

夢を覚えているということは、眠りが浅かったということ。しっかり寝た気がせず、目覚めたときから体がだる重かったりもします。

これは、よい睡眠に欠かせない血《けつ》が不足した状態。普段から偏食気味だったり、食事量を減らすダイエットをしていたりして、食べたものから十分な血が作れていない、また月経や出産、手術などで血を多く失った場合にも起こります。

血が足りないと、なぜ夢を多く見るのかというと、精神活動を管轄している心《しん》が血を栄養として動いているからです。血の不足によって心《しん》が正常に働けなくなり、不具合を起こしやすい状態になるため、夢をたくさん見るのです。

また、血が足りないということは、よい睡眠に深く関わっていて血を必要とする肝もうまく働けなくなるので、ますます眠りの質が悪くなります。

対策は、血を作る食べ物を積極的に摂るようにしましょう（P160）。舌の色を見て、赤というより薄いピンク色の場合は、血が不足した状態です。

夢見が悪い、悪夢を見る

「眠ると悪夢ばかり見て、起きたとき疲れている……」と感じている方。

最近、脂っこいもの、冷たいもの、甘いもの、お酒、ジャンクフードなどを摂りすぎていませんでしたか？　それらを一気にドカ食いしたり、毎日のように摂っていなかったでしょうか？

食事は一見、睡眠に関係がないように思うかもしれませんが、そんなことはありません。食べすぎや飲みすぎを続けていると、食べたものがドロドロの不要物となって体の中に停滞します。その不要物が排出されないでいると熱を持ち、陰陽の陽が強すぎる状態になり、睡眠の質が下がってしまいます。

ちょっと舌を見てみてください。もし、黄色っぽいこけがついていたら、体内に不要物が溜まっているサインです。その不要物が熱を作り、その熱が精神活動を管轄している心《しん》に伝わると、精神が不安定になり、悪夢を見やすくなるのです。

また、前述した食べ物や飲み物からは、気血水を十分に作ることができません。特に血が足りなくなると、眠りが浅くなってしまいます。

対策は、暴飲暴食を避けること。さらに、解毒や不要物の排出作用を持つ食べ物を摂るようにしましょう（P166①②）。

Q 漠然とした不安感があり、夜なかなか寝つけません

A 書き出して"外に出す"ことで漠然とした不安を具体化させましょう

　頭の中で悩み事や心配がグルグルと巡り、不安で眠れないなら、いったん起きて、紙に気になることを箇条書きにして書き出してみましょう。寝室で薄明かりをつけて書いてもいいし、一度別の部屋に移動して書いても構いません。実際に書き出してみると、紙を何枚も埋めるほどの数はなかったりしませんか？　数がわかるだけでも、少しホッとすると思います。書き出すという方法は文字どおり、心配や悩みを頭の外に〝出す〟という行為です。また書き出すために、漠然としていた不安をあらわす言葉を探すことになるので、自分の悩みや心配が具体的になり、それだけでも安心できます。夜の時点では、ここでおしまい。もしひとつひとつの対処を考えたいなら、翌日以降の日中に紙を見直しましょう。

睡眠

「なかなか起きられない」の唯一にして最善の解決策

「朝なかなか起きられない」という悩みは、睡眠にまつわる健康相談のなかでも、常に上位にきます。ですが、この悩みに対する私の最初のアドバイスは、「早く寝ましょう!」。これにつきます。早く寝るしかないんです。

「なぜ朝起きられないのだろう」と生活を振り返ってみてください。

たとえば、22時に寝たのに、翌朝9時を過ぎても、お昼になってもなかなか起きられなくて眠い――。もしこのような状況であれば、治療が必要な状態です。

でも、午前3時に寝て、朝7時になかなか起きられない――。これは当たり前です。単純に睡眠不足なので、一番の解決策は、1にも2にも早く寝ること。

〝5分でも10分でもいいから、昨日より早く寝る〟ことを心がけましょう。

寝不足だと、起きた時点で漠然とした不安やだるさを覚え、それが1日続くことになります。それが毎日続いていると、不安感や倦怠感があるのが当たり前の状態になってしまい、常に不調を抱えることになります。

今までよりも早く寝て、朝になると自然に目が覚めるような生活リズムになれば、眠りの質もよくなり、心と体の不調も出にくくなります。

早く寝ることが一番の解決策ですが、ほかにもいくつかご紹介しましょう。

まず、**寝室にはスマホを持ち込まない。**ワンルームなら、ベッドからスマホを遠ざける。スマホのアラームで起きるのをやめ、目覚まし時計を使う。

寝る直前に食べ物を食べない、水分やお酒も摂らない。

寝る直前までこうこうと照明をつけておいて、寝るときにパチッと消すのではなく、間接照明を使うなどして、**室内の照明を徐々に暗くしていく。**

寝不足でも朝早い時間に無理やり起きて、その日は眠くなっても昼寝は30分以内にして、活動的に過ごすことで、夜型の生活リズムをリセットする。

「なかなか起きられない」と悩んでいる人は、これらのことを実践しながら、昨日より10分でも早く寝てください。

睡眠

起きたら全身に朝日を浴びて、心も体も陽気で満たして

朝起きたらカーテンを開け、太陽の光を全身に浴びましょう。そのとき、できれば冬でも窓を開けて、部屋の空気を入れ替え、ぜひ深呼吸（P228参照）もしてください。

中医学では、朝日を浴びるということは、陰陽の陽の気＝〝陽気〟を取り入れることです。文字どおり、心も体も陽気にしてくれます。ですから、**メンタルが弱っている人に日光浴はとても有効**です。

陽気になるには太陽の力を借りるのが、簡単でお得な方法なのです。

特に、背中にも太陽の光を浴びましょう。背中には陽気が流れる経絡《けいらく》（気や血が流れる通路）があり、そこから全身に陽気を巡らせているので、背中に太陽の光を当ててあたためると、全身に陽気を取り入れやすいのです。

西洋医学の考え方でも、朝起きて日の光を浴びることで、睡眠に関わるメラトニンというホルモンの分泌が止まります。メラトニンは体内時計を調整して、睡眠と覚醒を調整しているホルモン。**メラトニンが分泌され始めると体は眠くなり、日光を浴びると自然に分泌が止まって、体が覚醒モードになる**のです。

逆に、深夜までこうこうと明るい照明の中にいたり、スマホなどの強い光を見ていると、メラトニンがうまく分泌されません。**寝つきにくくなったり、眠りが浅くなってしまうので、夕方以降は強い光を避けましょう。**

ちなみに曇りや雨の日でも、日光がまったく届いていないわけではありません。晴れの日と同じようにカーテンを開けて、見えない日光や外気を浴びましょう。

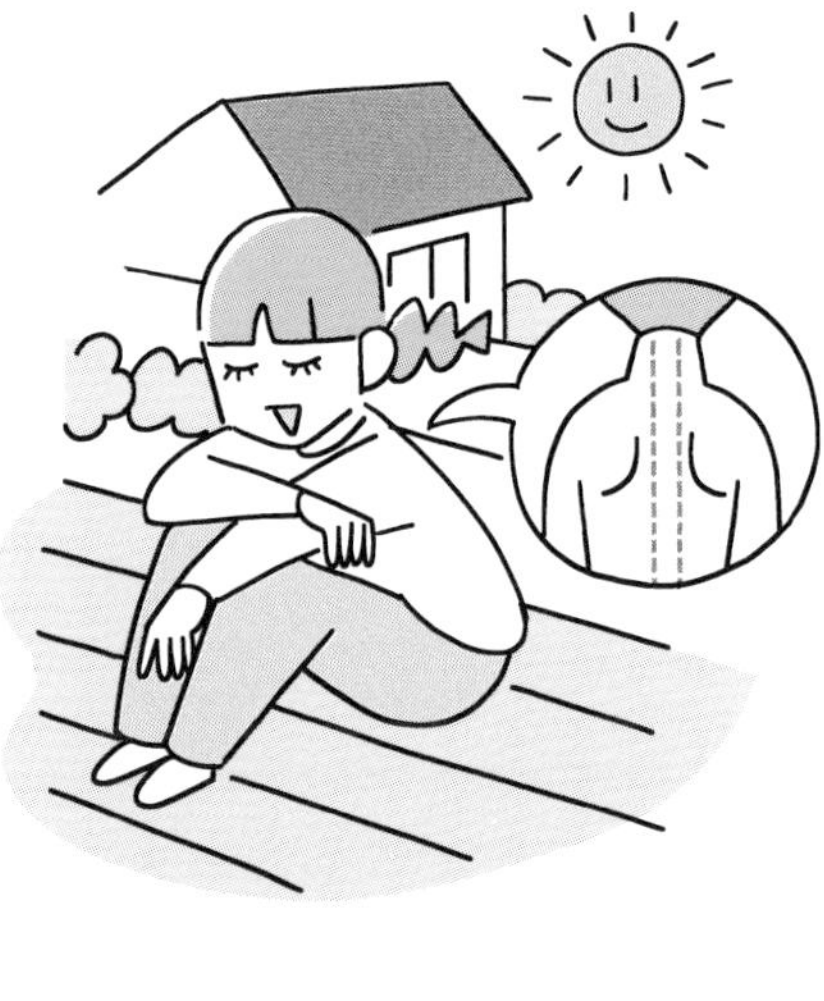

睡眠

ぐっすり眠るための寝具、寝姿勢の工夫

睡眠の締めくくりに、安眠のためのちょっとした工夫をご紹介しましょう。

睡眠中の無防備な体を寝具で守りましょう

夏の暑い日に、布団をきちんとかけずに薄着のまま寝てしまって、風邪《かぜ》をひいたという経験はありませんか？

私たちの体は、起きて活動しているとき、目に見えないバリアのようなものが体を覆っています。これは、気血水の気の働きのひとつで、**気のバリアが外的刺激から体を守ってくれている**のです。

ところが、この気のバリアは、私たちが寝ているときは体の外側からなくなり、体の中に入って内臓を守る働きをします。

つまり睡眠中は、体の外側を守るバリアがなくなり、守ってくれるものがいない無防備な状態。ですから、バリアの代わりにタオルケットや布団で肌を覆い、病気のもととなる邪気《じゃき》がくっつかないように体を守る必要があるのです。

冬場はもちろん、夏でも、眠るときには寝具で体をしっかり覆いましょう。

胃腸を圧迫する寝姿勢は避けて

胃腸の健康を考えるなら、右向きの姿勢で眠るといいでしょう。右を向くと胃の出口が下側になり、胃の中のものが逆流せず、消化がスムーズになるからです。

とはいえ、さまざまな睡眠の研究やアンケート調査の結果を統合すると、結局「本人が寝やすい姿勢が一番よい」という結論になっています。あまり細かく気にするよりは、眠りにつきやすい姿勢で寝れば大丈夫です。

抱き枕を抱くと安心して寝つきやすくなるのなら、使うといいでしょう。

ただし、できればしないほうがいいのが、お腹の上に手を乗せたり、うつぶせで寝ることです。どちらも胃腸を圧迫するので、この姿勢は避けましょう。

入浴

湯船につかって心と体をゆるめましょう

「お風呂に入る気力もない……」。そんな日は無理する必要はありません。

ですが、**「めんどくさいから、シャワーでいいや」が習慣になっているなら、ぜひ湯船につかってみましょう。**そのほうが心も体も緊張がほぐれるし、眠りの質を格段にアップさせることにもつながります。

なぜ、入浴と睡眠が関係するのか。それは人間の体が、深部体温が下がるときに眠くなるようにできているからです。温かいお湯につかると、皮膚表面の血液があたたまり、血流がよくなります。その血液が全身を巡れば、体全体があたたまり、深部体温も上がります。お風呂から出ると、その熱が次第に放出されて深部体温が下がってくるので、**入浴後1時間半〜2時間くらいに布団に入ればスムーズに眠りにつける**のです。

シャワーを浴びるだけでは、このように深部体温を上げることはできません。冬は湯船につかっているけれど、夏場はシャワーだけという人も多いのですが、**夏でも湯船につかることをおすすめ**します。

なぜなら、夏場は室内が冷房で冷やされ、さらに食事でも冷たいものを摂りがちだからです。私たちの体は、外側からも内側からも冷やされているので、夏でも湯船につかって体をあたためましょう。

ただし、季節を問わず、お湯の温度が高すぎると、交感神経が優位になり覚醒につながってしまいます。**副交感神経が優位になってリラックスしやすい、40度ぐらいに設定し、15分を目安に**湯船につかりましょう。

こんな場合は、湯船につかるのを避けましょう

基本は「夏でも湯船につかろう」ですが、次の場合は例外です。

ひとつは、湯船につかった後に、ぐったりしたりだるくなってしまう人。体の中にドロドロの不要物や過剰な水分が溜まっていると、そうなる場合があります。

この場合は、数日は湯船につかるのをやめましょう。

本来、体はちょっと汗を出して不要なものを排出したほうがいいので、**少し元気になったら湯船につかって汗をかきましょう。**

また、満腹のときと疲労が激しいときも、シャワーだけにしましょう。

お腹がいっぱいなときに湯船につかると、水圧で胃腸が圧迫されて気持ちが悪くなってしまったり、本来は消化のために胃腸に集まるべき血液が全身を巡るので、消化不良につながってしまいます。

疲れが激しい場合も、入浴で発汗するとさらに消耗してしまいます。そんな日は湯船をパスしてもいいのですが、そういう方はつい毎日シャワーだけ、になりがちです。**血行を促す、筋肉をゆるめるなど、湯船につかる入浴の効能はいろいろある**ので、「休みの日だけはつかる」などしていきましょう。

近年、サウナが流行っていますが、**サウナで「整う〜」を感じられるのは、体内に不要物が溜まっている人や、体力がある人だけ**です。過度な発汗は消耗を招くので、メンタルが弱っているときは、サウナよりも温泉がおすすめです。

香りの力は脳に直接作用します

好きな香りの入浴剤を用意すれば、湯船につかる楽しみが増えます。

かんきつ系の食べ物や香りは気を巡らせるものが多いので、**イライラしたり、気分がモヤモヤするときはかんきつ系の香りを使うのがおすすめ**です。日頃から好きな香りを見つけておいて、「ちょっとメンタルが弱ってるな」というときには、その香りを嗅ぎましょう。**香りの情報は脳の視床下部に直接届く**ので、好きな香りを嗅げば気持ちが安らいだり、元気が出たりします。

注意点は、アロマオイル（精油）を入浴剤として直接お湯に入れると肌への刺激になる場合があること。アロマオイル入りの入浴剤もあるので、そういったものを使ってください。ゆずなどのかんきつ系の果物も、そのまま湯船に入れると成分の一部が肌に刺激になる場合があるので、肌が弱い人は気をつけましょう。

コップにお湯を入れ、そこにアロマオイルをたらし、湯船のふちに置いておくと、蒸気で香りが立って浴室に充満します。簡単な方法なのでお試しください。

季節とともにゆらぐメンタルと胃腸の整え方

自然界には春夏秋冬という大きな季節の変化があり、日本にはそこに、湿度の高い梅雨という時期も加わっています。

そのなかで生きているのですから、私たち人間も季節の変化による影響を受け、胃腸やメンタルの調子が変動するのは不思議なことではありません。

人間も自然の一部なので、その季節の特徴に逆らわないように生活したほうが、よりスムーズに健康を維持できる、というのが、中医学の基本の考え方です。

たとえば植物は、春に芽吹いて少しずつ活動を始め、丈を伸ばし始める。夏には葉を伸ばし、色も濃くして、花を咲かせる。秋には葉は枯れるけれど、実がなる。冬はその実を蓄えとし、また種となって地面の中でじっと春を待つ。

人間も、そんな自然の流れに沿うようにして1年を過ごせば、胃腸やメンタルを極端に弱らせることなく生きられるのです。

春は始まりの季節で体も動き始めるので、夏に向けて活動的になっていく体の動きをさまたげないよう、ゆるりと過ごす。梅雨（季節の変わり目）は雨による気温の低下や湿度の高さで体調不良を起こしやすいので、冷えと湿度から体を守り、夏の前に体力を消耗しないようにする。夏はしっかり活動して汗をかき、エネルギー（熱）を発散する。活動不足で体内に熱がこもると、潤いを消耗し、秋に咳などの不調が出やすくなる。冷たい空気にさらされると、体調を崩して冬を乗り越えられないので、秋は乾燥や冷えから体を守る。冬は必要以上に動き回らず、休んで力を蓄えておくと、春になってスムーズに動き出しやすい。

そんなふうに、**すべてが次の季節への布石となってつながっている**というのが、数千年前からの中医学の考えなのです。

それぞれの季節に心がけたい生活の注意点を守れば、心も体も健康を維持しやすくなります。それぞれの季節をより元気に、心地よく過ごしていくためのポイントを、次ページからご紹介しましょう。

春

春は日照時間が延びてくるので、冬に陥りやすいうつうつ傾向は薄れてきますが、別の原因で**イライラしたり、ピリピリしやすい季節**です。

理由のひとつは、春になるとメンタルの安定とも関係の深い五臓の肝《かん》が、活発に働くようになるからです。活発に働くということは、負荷がかかるという側面もあります。そして、負荷がかかりすぎると**肝が弱って、メンタルが揺らぎやすくなり、ちょっとしたことでも〝怒り〟の感情が出やすくなる**のです。

もうひとつの原因は、〝変化〟です。**〝変化〟というものは、よいことも悪いことも、すべてが体にも心にもストレス**になります。

日本の春は新生活がスタートする時期なので、環境の変化で強いストレスを受ける人が特に増えます。また、冬から春への季節の移り変わりは、陰から陽へと変わる時期です。もし、冬の間に睡眠不足や発汗しすぎなどで陰を消耗していると、春の陽気による気分の高まりを、陰で制御することができません。これらの理由で、何かとイライラ、そわそわ、ピリピリしやすいのです。

心も体も揺らぎやすくて当然の季節なので、「いつもより、ちょっとメンタルが不安定かも」くらいなら、心配しすぎなくても大丈夫です。

できるだけ心が安定した状態で過ごすために、春はがんばりすぎない、おおらかに考える、予定をつめこみすぎないようにして、とにかくのんびり過ごすことを意識しましょう。

服装も締めつけず、ゆったりしたものを着るのがおすすめです。

春の過ごし方のポイント

- 服装も髪型もゆったりを意識
- スケジュールをつめこみすぎない
- 背伸びやストレッチで体をほぐす
- 菜の花、山菜など苦味のある野菜を摂る

夏

夏は春に比べるとメンタルへの影響は少ない、というのが漢方相談を受けていての印象です。日照時間が長いので、冬のようにセロトニンが減って気分がうつうつするということはほぼないのですが、別の影響が出てきます。

夏のメンタル面の傾向は、ドキドキしたり、感情が爆発しやすくなることです。

夏は暑く、陽気が充満する季節です。周りに〝熱〟が満ちているので興奮しやすく、簡単に火がつきやすい状態で、感情も燃え上がりやすいのです。

この時期は、五臓の心《しん》に熱がこもりやすくなり、負担がかかります。心《しん》は全身に血を循環させるポンプのような働きをしているので、弱ると血がうまく循環しなくなり、ドキドキしやすくなるのです。

また、心《しん》は精神活動をコントロールする働きもしているため、弱るとコントロールがきかなくなり、喜び、楽しさというポジティブな感情にも、怒り、焦りといったネガティブな感情にも、どちらにも極端に振れてしまいます。ですから、普段から感情の起伏が激しい自覚がある人は、夏は特に感情が爆発しやすい季節なんだ、ということを頭の隅に留めておきましょう。

夏は昆虫や植物など自然界の生き物の多くが、もっとも活動的になります。ですから人間も、夏にはある程度活動して汗をかくのが、生き物として自然なこと。**冷房の効いた部屋で過ごしてばかりで汗をかかないでいると、体調もメンタルも不調になる**可能性が高くなります。日中を避けて朝のうちや夕方に外に出て、買い物や散歩などで活動したり、湯船につかって適度に汗をかきましょう。

夏の過ごし方のポイント

- 気温が低い時間帯に日光を浴びる
- 昼食後には昼寝休憩をとる
- 軽い運動や入浴で発汗を促す
- ゴーヤ、すいかなどの夏野菜を摂る

土用

（季節の変わり目）

〝土用《どよう》〟と呼ばれる期間は1年に4回あります。

どれも暦《こよみ》のうえでの、各季節の変わり目にあたる期間で、立夏・立秋・立冬・立春の直前の約18日間のことを言います。

そしてこの土用の期間は、五臓の脾《ひ》と関係が深いので、**胃腸が弱りやすく、どんな人でもうじうじと思い悩みやすい**のです。

季節の変わり目なので、自律神経は大きく変化する気温や気候に合わせて体温調節や血流調節に忙しくなり、胃腸の働きの調節まで行き届かなくなります。そのため、**消化吸収がうまくいかなくなる、食欲が低下する、軟便や下痢になるなど、胃腸が不調になりやすい**のが土用なのです。

土用に加えて、長雨が続く梅雨も、気温が低下したり湿度が高い状態が続くため、1年で胃腸がもっとも弱りやすい季節です。

その理由は、胃腸は〝冷たいもの〟と〝過剰な水分〟を嫌うから。そもそも胃腸が弱りやすい時期のため、特に強いストレスがなくても、梅雨はメンタルが不調に傾きやすくなります。

ですから**この期間は、特に胃腸をいたわる意識を持って過ごしましょう。**

冷たい飲み物を摂りすぎないようにして、胃腸に負担をかけやすい生ものや甘いもの、脂っこいものを減らしましょう。消化のいい食材や、温かくてあっさり味の食事、おかゆなどが最適です。そうやって胃腸をいたわることで、メンタルが不調に傾きやすい時期を乗り越えていきましょう。

土用と梅雨の過ごし方のポイント

- 暴飲暴食を避ける
- 冷たい飲み物、食べ物を控える
- 除湿器を使い湿気を減らす
- いも類、かぼちゃなどホクホク食感のものを摂る

秋

秋はもの悲しくなりやすい季節です。つらい出来事があって悲しいというよりも、夏が終わってしまった、あんなにテンションが上がって楽しく遊んだのに、友達が夕方になって帰ってしまった、というようなもの悲しさを感じやすい季節なので、めそめそ、くよくよ、といった気分に陥りがち。

理由のひとつは、**五臓のなかで〝悲しみ〟という感情と関係の深い、肺《はい》が活発になる季節**だからです。

メンタルが弱っている人は、理由もなくもの悲しい、寂しい気分になりやすいし、特にメンタルが弱っていない人でも、この時期はセンチメンタルな気分に引っ張られやすくなります。

秋はそういう気分になりやすい季節、と思っておきましょう。

また、空気が乾燥して寒くなってくる時期ですが、**肺はまさにその乾燥と冷えによって機能を低下させる**ので、マスクをしたり加湿器を利用して、弱らせないように気をつけましょう。

春とは逆ですが、暑さから涼しさへの気温の〝変化〟もストレスになるので、胃腸やメンタル面への影響が出やすい季節と言えます。

夏の間に冷たいものを大量に飲んだり食べたりしていると、この時期になってから胃腸の不調が出てくるかもしれません。自覚症状があったら、2週間くらいは冷たいもの、甘いもの、脂っこいものを控えめにして、弱っている胃腸をいたわりましょう。それが心の安定にもつながりますよ。

秋の過ごし方のポイント

- 乾燥しないよう、マスクや加湿器を使う
- 深呼吸する
- 楽しくなるもの、笑えるものを見たり読んだりする
- やまいも、れんこん、豆乳など、白いものを摂る

冬

冬は、誰もがうつうつと暗い気分になりやすい季節です。西洋医学的には、冬は日照時間が短くなるので、日光を浴びることで分泌するセロトニンの分泌量が減ります。〝幸せホルモン〟が減少するのですから、気分が落ち込むのも当然で、これを〝冬期うつ〟〝ウインターブルー〟と呼んだりします。

中医学的には、太陽は陰陽の陽です。冬はその陽に属する太陽が出ている時間が短くなるので、陰陽のバランスでは陰が強くなり、心も陰気になっていくのです。五臓のなかでは〝恐れ〟という感情と関係の深い、腎《じん》が活発になる季節なので、うつうつだけでなく、ビクビク、おろおろ、といった状態になりやすいです。

メンタルが弱っている人は特に、元気を出しにくい季節と言えます。ですから冬の間は、あれもしなきゃこれもしなきゃと、がんばって動き回らなくていい、新しいことを始めなくていい、と考えましょう。暖かい春になったら動き出せばよいので、のんびり過ごすことを優先してください。

また、腎は寒さによって弱りやすいので、体を冷えから守りましょう。

寒さから守る方法も、暖房に頼りきりになるのではなく、ある程度の厚着をし、足腰は特に露出しないようにして温かく保ってください。

のんびり過ごしていいとはいえ、運動をまったくしなくていい、という意味ではありません。体に陽を補うためにも、1日に一度は日光を浴びたり、腎が弱ると足腰も弱るので、歩く、スクワットする、かかと上げをするなど、下半身を動かす運動をある程度行いましょう。

冬の過ごし方のポイント

- 午前中に日光浴をする
- 足腰は特に冷やさないようにする
- 下半身を使う運動をする
- 黒豆、黒ごま、海藻類など、黒いものを摂る

心が不安定なときほど深〜い呼吸が大切なわけ

深呼吸、していますか？　**メンタルが不調のとき、私たちの体は呼吸が浅くなりがち**です。たとえば、何かしらのストレスでイライラ、ピリピリしている、またはは不安や恐怖でドキドキ、ビクビクしているとき、体は緊張してガチガチに固まっていて、気の流れも滞ってしまいます。

西洋医学的に説明すると、肺や横隔膜が柔らかく伸び縮みする状態で動けていれば、深い呼吸ができます。そこがガチガチに硬くなっていたら、十分に伸び縮みできないので、当然深い呼吸ができません。

また、うつうつとして元気のない状態のときは、息を吸う力そのものが弱くなり、やはり深い呼吸ができません。この場合、声も小さくなりがちです。

呼吸は体を動かすために酸素を取り入れ、二酸化炭素を体の外に出す、という生きていくために欠かせない動作ですが、体だけでなく心の安定のためにも欠かせません。

なぜなら、深くゆっくりした呼吸は、自律神経のバランスを整えてくれるからです。前述したように、自律神経は睡眠のコントロールや、心拍数、血圧の調整にも大きく関わっています。

ですから、イライラやドキドキ、うつうつが続いて、浅い呼吸になっているときは、強制的に深呼吸をしてみましょう。

まず、口からゆっくり「はあああーー」と息を吐ききります。それからお腹が膨らむようにして、4つ数えながら鼻からゆっくり「すぅぅ〜〜」と息を吸います。このとき、鼻から吸った空気が、背骨を通り骨盤内に広がるイメージをしましょう。もう吸えないというところまできたら、ゆっくりと口から息を吐く。これを気分が落ち着くまで繰り返しましょう。吐くときは声が漏れてもOKです。

空気も気の一部ですから、呼吸で体内に空気の流れを作りましょう。気が巡れば、メンタルが安定し、胃腸の動きも改善します。

服の上からの乾布摩擦で呼吸が深くなります

呼吸を深くするために、簡単ですぐできる方法、それが乾布摩擦《かんぷまさつ》です。

「え？　なんで乾布摩擦？」と不思議に思うかもしれませんが、五臓の肺は皮膚とつながりが深いので、**皮膚を刺激することで、肺が元気に働くように刺激を伝えることができる**のです。また、肺が元気だと体の防御力も高まるので、外部からのストレス刺激（悪天候など）からメンタルを守ることができます。

服の上からさすればいいので、裸や肌着姿になる必要はありません。いつでもどこでも、手のひらでシュッシュッとさすればＯＫです。

しいて言うなら、**二の腕の内側は、肺とつながる経絡《けいらく》（気や血が流れる通路）が走っているので、そこをよくさすると深い呼吸につながります**が、そこだけでなくわき腹やふくらはぎなど、全身どこでもやさしく摩擦しましょう。

Q 過去のつらい経験のせいでトラウマがあり、心を病んでいます

A 過去は影響するけれど、"絶対"ではない。どう生きるかは自分で決めていけます

子どものときや過去のつらい経験は、確かにメンタル不調の原因のひとつになります。過去の大変な経験があなたの一部を作ったのかもしれません。でも、それがすべてを決めているわけではないのです。どんなつらい環境で育っても、はつらつと元気に生きる人もいるし、恵まれた環境で育っても、問題を抱える人もいる。環境は要因ではあるけれど、原因ではありません。過去はあなたを物理的に拘束しているわけではなく、精神的に拘束されているだけです。それに自分で向き合ってもいいし、専門家の治療を受けてもいい。どう生きるかは自分が決めていける、と私は考えます。選択肢は常に自分にあり、変えられるのは自分だけ。過去は無理でも、これからどう生きていくかは選べます。

「筋肉は裏切らない」から、とにかく体を動かしましょう

筋トレ好きの方の間で流行った「筋肉は裏切らない」というフレーズ、力強いですよね。この言葉は真実で、トレーニングを積めば、必ず筋肉はついてきます。

とはいえ、そう言われても、「今はメンタルが弱っているから、体を鍛えるような元気はない……」と思うかもしれません。

でも、メンタルが弱っているときこそ、体を動かすことがおすすめなのです。

ハードなトレーニングをする必要はありません。ウォーキングしたり、その場で屈伸、かかとの上げ下げ、肩回し、スクワットを10回、なんでもOK。

今、この本を読みながら、足踏みするだけでもいいんです。

筋肉量を増やせれば理想的ですが、まずは筋肉量を減らさず維持できることから始めましょう。

中医学では、〝体は心の器〟と考えます。器を強くすることは心を守ることにもなるし、心と体はみなさんの想像以上に密接で、影響を与え合っています。

逆に、運動量が減って筋肉量が落ちると、器である体が弱り、心をしっかり守ることもできなくなってしまうのです。

それに、胃腸のような働きをする脾は、全身の筋肉や手足と深く関係しているので、筋肉を動かし、鍛えることは、胃腸を強くすることにもつながるのです。

うつうつ、イライラ、くよくよ、モヤモヤという状態になっているときに、それを意志の力で変えるのはとても難しいことです。ですが、体を動かしていると、その瞬間は自然に考えが止まりやすくなるので、抑えられない感情をリセットすることができます。

ですから、メンタルが不調なときこそ、体を動かして、筋肉量を維持すること。それが、これ以上メンタルが弱ってしまうことを防ぎます。

筋肉が動き、血液が流れ、心拍数が変われば、体も心も確実に変化します。

ぜひ今ここで、かかとの上げ下げから始めてみましょう。

エアコンを調節できない場所では冷えからどう身を守る？

胃腸を元気に維持する、ひいては心の元気を維持するためには、冷えが大敵、と何度もお伝えしてきました。

しかし、職場など自分でエアコンの温度調節ができない場所に長時間いなければいけないときは、どうやって冷えから身を守ればいいでしょう。

一番大切なのは、〝肌に風が直接当たるのを避ける〟ことです。

中医学では、風の邪気《じゃき》（病気の原因となる外敵）を〝風邪《ふうじゃ》〟といい、これが皮膚や粘膜に付着すると、くしゃみや鼻水、頭痛といった風邪《かぜ》のような症状が出ると考えます。だから、エアコンの風が運ぶ邪気が皮膚につかないよう、ブランケットやストールなどで素肌を覆い肌を守ることが、第一の対策です。

鼻や口の粘膜も露出を避けたほうがよいので、マスクをするのもおすすめです。

また、かなり寒いと感じる場合は、貼るカイロでお腹と背中をあたためましょう。**お腹にある関元《かんげん》というツボのあたりと、背中の腎兪《じんゆ》というツボのあたりにカイロを貼り、体の表と裏、つまり両側からサンドイッチしてあたためる**のがおすすめです。

また、乾布摩擦《かんぷまさつ》（P230参照）をこまめにするのも冷え対策として有効です。

乾布摩擦といっても洋服を脱ぐ必要はありません。**服の上からでいいので、こまめに〝手でさする〟を繰り返すと、冷え対策になります。**

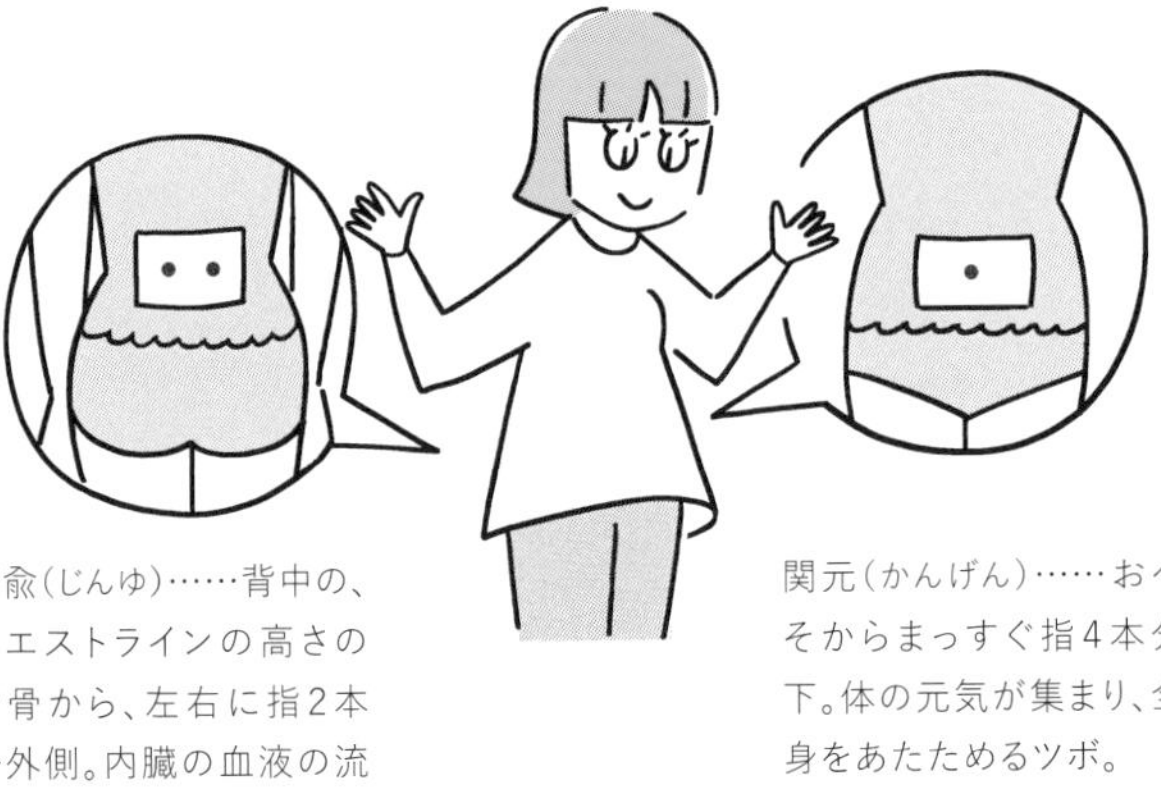

腎兪（じんゆ）……背中の、ウエストラインの高さの背骨から、左右に指2本分外側。内臓の血液の流れを促し、体全体を元気にするツボ。

関元（かんげん）……おへそからまっすぐ指4本分下。体の元気が集まり、全身をあたためるツボ。

足首を冷やさない服装が、胃腸とメンタルを守ります

無自覚に体を冷やしすぎて、胃腸だけでなく体全体の冷えから、メンタル不調を招いてしまっている人もいます。

胃腸は、冷たい食べ物や飲み物など、体の内側に取り入れるものの影響で冷える可能性が高いのですが、体の外側の服装は全身を冷やす大きな原因になります。今、メンタルの不調を自覚しているなら、冷やさない服装も意識してみましょう。

冷やさない服装の第一条件は、薄着をしないこと。さらに、上半身よりも下半身を意識して温かくすることが大切です。

特に見逃されがちなのが足首の露出。せっかくダウンジャケットを着ているのに、足首は露出しているという人が、男女を問わず多く見られます。

「首・手首・足首の〝3首〟を冷やさないように」という話を聞いたことがあるでしょうか。これは、特に中医学が提唱しているものではありません。ただ、この3首には太い血管が走っていて、さらに経絡《けいらく》という、気や血《けつ》が流れる通路も走っています。そのため3首が冷えると、冷たくなった血液などが体を巡ることになり、全身が冷えてしまうというのは事実です。

つまり、**〝3首〟をあたためることが、冷やさない服装の重要なポイント。**上半身をモコモコの厚着にしても、裏起毛のパンツをはいていても、生足や短い靴下で足首が露出していたら、どんどん冷えてしまいます。

ちなみに、冷え性対策として、靴下を重ねばきしている方も注意が必要です。重ねばき自体は悪くありませんが、足首を圧迫して血流が悪くなるとさらに冷えを招きます。ぎちぎちにきつくなっていないか確認しましょう。

そもそも重ねばきをしなければならないほど常に冷えているのなら、専門家に相談してもいいでしょう。自分でできることとしては、**体をあたためて血の巡りを促してくれる、にら、玉ねぎ、鮭などを摂る**ようにしてください。

気分が落ちている日でも、〝色の力〟で心に活力を

色がメンタルに影響を与えることを知っておくと、気持ちが沈みがちな日にも気分を上げることができます。

私はカラーコーディネーターではないので、中医学に基づいた話になりますが、〝この世の中にあるものは、すべてが5つの要素で構成されている〟という中医学の基本の考え（五行説）があります。

その5つには色も含まれており、登場するのは青・赤・黄・白・黒の5色。ごく簡単に紹介すると、それぞれ次のようなイメージです。

- 青（と緑）…気持ちを落ち着かせ、鎮静させる色。
- 赤…喜びの色。ときめいてドキドキする色。体をあたためる色。
- 黄…心配や悩みがあるときに、気持ちを明るくする色。

●白…清潔や純潔、抗菌の色。
●黒…厳粛でエレガントな色。静かでありつつ、力強さも持っている色。

「気分が落ちているから、ちょっと気分を上げて出かけたいな」というときには、赤や黄色を着たり、持つ。そんなふうに色の力を使うといいでしょう。

その場合、ジャケットやシャツなど面積の大きなものをその色にするのもいいですが、面積が重要なわけではなく、小さいものでも自分が好きで、思い入れがあれば有効です。

たとえば、会社に真っ赤なジャケットは着ていけないけれど、赤いハンカチを持っていこう、赤い靴下をはいていこう、赤い下着にしてみよう、といった具合に、自分だけにわかる形で元気な気分になれるものを取り入れるのもいいですね。もしくは、今日は緊張しそうだから青を入れていこう。力強く見せたいから黒にしよう。そんな感覚で、色の力を借りてみてください。

自分の心を元気にするために装いや色を考えるのは、とてもよい習慣です。

家事や仕事中の心のピンチを救う気晴らしアイデア

ストレスが強くかかる作業をしているときは、どんな人でもイライラしたり、メンタルが不安定になりやすいもの。そんなときにすぐに気持ちを落ち着かせたり、極力明るい気分で過ごすために、こんなアイデアをお試しください。

●好きな香りのもの、アロマオイルや香りつきのハンドクリーム、バームなどを携帯し、「心が疲れた」と感じたらすぐに香りを嗅ぐ。

●好きな人、動物、景色などの写真やアイテムを目につく場所に置くか、卓上に置けない場合はスマホに画像を入れておき、しんどくなったらすぐに見る。

●見たら自分が絶対に「プッ」と笑ってしまう画像や動画のファイルを作っておく。イラッとしたらそれを見てみる。

幸せな気持ちになれると気がゆるみます。一瞬でもゆるめることが大事です。

Q 同じことばかり グルグルと考えてしまいます

A “ストップサインテクニック”を 実践してみましょう

答えが出ない同じことを、ずっと考え続けてしまう。過去のことを何度も反すうしてしまう。そんなときは、「止まれ」の赤い道路標識を頭に思い浮かべ、思考をそこで断ち切るようにしてみましょう。「止まれ」と声に出してもＯＫ。思考は放っておくとグルグルと回り続け、そのままだと考えを止めるのは難しいので、きっかけとしてあの標識を思い出し、止めてしまうのです。考えれば考えるほどうつうつしやすくなるので、考えだしたら「止まれ」。一瞬でも考えを止めることが大事。それでもまた浮かんできたら、また「止まれ」。何度でも繰り返しましょう。

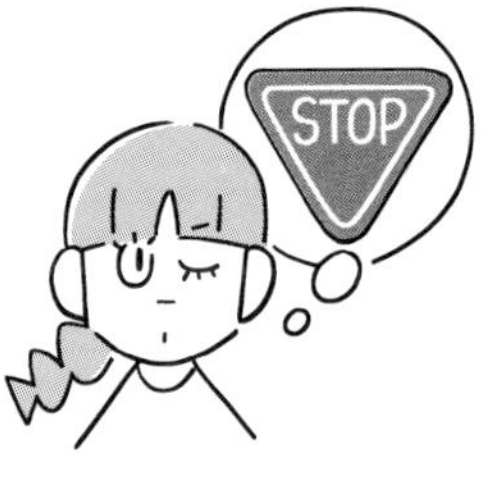

生理前や生理中のイライラ、うつうつへの対処法

女性は生理のたびに多くの血《けつ》を失います。血にはメンタルを安定させる働きがあるので、**生理の時期にメンタルが不安定になるのは、中医学の観点では当然のこと**です。重点的に自分にやさしくしたい期間ととらえましょう。

生理に関連する心と体の不調には、大きく2パターンあります。どちらも血が大量に失われることで、元気の源である気も減ったり、スムーズに流れにくくなることで起こります。**血液も元気も両方失ってしまう**のです。

生理にまつわるメンタル不調のひとつは、**生理前にイライラ、ピリピリしたり、情緒不安定になる**ことです。生理前に胸が張る、お腹が張るなどの体の症状も出やすいと思います。それらの症状が、生理が始まったらピタッと治まるなら、血が足りなくて気の巡りも滞っている状態なので、血を補う食材や、気の巡

りをよくする食材を摂りましょう。（P164③、158①②）

もうひとつは、**生理中にぐったり元気がなくなり、気持ちもうつうつ、くよくよ、めそめそしがちになる**というものです。血も気も足りないので、めまいがするなど貧血のような症状や、眠い、だるいといった状態が続きます。

その場合は、生理中はあまり活動せず、なるべく体を休めましょう。そして日頃から、血を補う食材や、元気を補う食材を摂りましょう（P164③、156）。

必ずどちらかの症状になるわけではなく、2パターンのどちらにもなる、という人もいると思います。

また、生理前には異常に食欲がわいて、チョコレートなどの甘いものを大量に食べてしまうという人もいるでしょう。そうすると血がよりドロドロになって、生理痛がひどくなってしまいます。

自分の体の傾向を把握し、普段から体質に合うものを摂るようにしましょう。**ジャンクフードや冷たいもの、甘いものを減らすだけでも、生理の時期の不調を軽くすることができますよ。**

目いっぱいやってしまう人は予定に〝休憩〟を組み込んでみて

休み下手な人、過剰に集中する人、常に「やらなきゃ、やらなきゃ」と焦って仕事や家事をこなし、夜にはバタンと倒れ込んで眠る。そんなふうに、疲れ果てるまでがんばってしまう人がいます。がんばるのは悪いことではありませんが、がんばりすぎは、心にも体にも負担をかけてしまいます。

できれば、毎日8割くらいの力で動ければいいのですが、そういう方に「8割で終わるよう予定を調整してみては」と言っても、大抵の場合、無理です。

せっかちでじっとしていられない、さっさとやってしまいたい、すぐ根をつめてしまう〝質《たち》〟の人は、まず自分はそういう〝質〟だから、意識して休息をとらないとエネルギー切れを起こす、と理解することが第一歩です。

そして、休憩時間や休日を先にスケジュールに組み込んで、強制的に休み時間

を確保するというのが、ひとつの方法です。

かく言う私も根をつめてやりすぎる傾向があるので、お昼休憩は2時間とっていたり、18時以降は仕事を入れない、メールを開かない、というルールを自分に課しています。まとまった休みも、「この仕事が一段落したら」と考えるのではなく、「8月はここで1週間の夏休みをとろう」と先に予定を入れます。

それを完璧に守れるわけではありませんが、それでもルールがゼロの状態よりはずっと休みやすくなりました。休んでも家で仕事をしてしまう、メールを開いてしまうという方は、会社にパソコンを置いてくる、帰宅したらスマホは玄関に置いて見ないなどの方法を試してみてはどうでしょう。

普段は穏やかなのに、**性格が変わってしまったかのようにセカセカしているなら、ストレス過多になっていることが原因で、気がうまく巡っていない**のかもしれません。その場合も先に休みをスケジューリングすることが必要ですが、さらに好きな香りを嗅いだり、158ページの①②の食材を摂ったりして、気を全身に巡らせてみましょう。

自分を〝幸せ〟にすることが、ほかの誰かの〝幸せ〟につながります

もうひとつ、休み下手な人やメンタルが不安定になりやすい人に多い傾向が、「1時間休憩しよう」「3日間休暇をとろう」と決意しても、休むことに罪悪感を覚えてしまうことです。「ほかの人たちはがんばっているのに、私だけこんなになまけていていいのかな……」とつい考えてしまいます。

この罪悪感を完全にゼロにするのは難しいかもしれませんが、まずはこの言葉を毎日自分に言い聞かせることで、少しずつ考え方を変えていきましょう。

「私が幸せでいることに、罪悪感を覚える必要はない。休みをとっていることも、罪ではありません」

罪悪感に苛《さいな》まれる問題は、昨今の大きな災害や事故などが起きたときにも多く見られます。ひどい目にあって苦しんでいる人がいるのに、自分はこんな安全な

状況にいる。亡くなった方がいるのに、自分にはうれしいことが起きたなど。そういった状況に罪悪感を抱き、苦しむ人もいます。

これは、他人と自分との境界線がうまく引けていない人に起こりやすい感情です。自分のことではないので、本来は切り離せるはずですが、切り離せない。

特に日本語は主語を省けるため、自分と他人との区別がはっきりしなかったり、私たち日本人は、個人の意見や思考より集団の和を優先して考える傾向にあるので、他人との境界線が曖昧《あいまい》になりやすいのです。だから、日本人は罪悪感を抱きやすい、というふうに覚えておきましょう。

しかし、あくまでも他人のことは他人のことです。あなたのことではありません。今あなたが幸せなことは「幸せ」と感じていいのです。自分の都合で休んでいいし、休めていることに罪悪感を持つ必要はありません。

自分が幸せでいることを大事にし、その幸せを明日の活力につなげていけば、将来、困っている人を助けられることがある。

そんなふうに考えて、罪悪感にとらわれないようにしてください。

知っておくと助かる突然の「困った!」への対処法

メンタルが不調なとき、「出かけた先で何か起きたら……」と不安を感じ、外出を控えがちな方もいるでしょう。でも、家にこもりっきりになると、心はますますふさぎやすくなります。

そんな方は外出時に〝メンタルを安定させるお守りグッズ〟を携帯するといいですよ。

おすすめは、お気に入りの香りと、触り心地のよいタオルです。

自分が好きな香り、落ち着くなと感じたり、気分をリフレッシュできる香りのアイテムを見つけておきましょう。

香りは鼻から直接脳へ届き、自律神経をコントロールしている視床下部にもその情報が伝わるので、短時間で気持ちを落ち着けることができます。

ふわふわした柔らかい素材のタオルは、触れるだけで安心感を得られます。

このほかにも、いざというときの対処法をいくつかご紹介しましょう。

緊張して動悸がするとき

緊張で動悸が激しくなってしまったら、深呼吸をしてみましょう。

口からゆっくり「はあああーー」と息を吐ききったら、4つ数えながらゆっくり鼻から「すぅぅ～～」と息を吸います。これを1分くらい繰り返すと、緊張がほぐれリラックスできます。（P229参照）

〝内関《ないかん》〟というツボが**自律神経を整える**ので、そこをゆっくり押してみるのもひとつの方法です。

また、緊張で動悸がしているときは、体がガチガチに固まっているので、何かしらの方法で強制的にゆるめるという手もあり

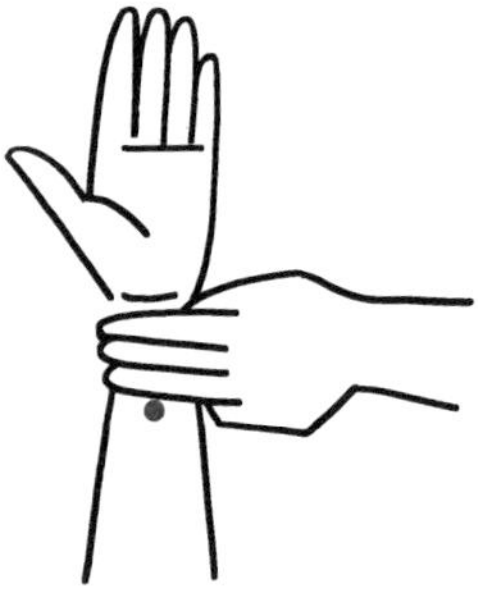

内関（ないかん）……手のひらを上にして、手首の関節部分のしわから指3本分離れたところ。手を握ったときに浮き出る、2本の腱の間にあるツボ。

ます。

体をでんでん太鼓のように左右に動かしたり、その場でちょっと飛んでみたり、可能なら「あー!」と大きい声を出すなど、体を動かしてみてください。

お腹が冷えたり、急にくだったとき

お腹が冷えたり、急にくだったときは、あたためましょう。

カイロを使う、温かい飲み物の容器をお腹に当てる、上着やストールなどをお腹に巻くなど、まず外側から物理的にあたためましょう。

白湯《さゆ》をゆっくり飲んだり、しょうがの入った飲み物を飲んで、とりあえず一時的に体を内側からあたためることも有効です。

お腹を壊しやすいという自覚があるなら、使い捨てカイロと、白湯やしょうが湯の入ったマイボトルを常に携帯するのも手です。お守りを持っているという安心感があることで、不安からくるお腹の不調が減らせるかもしれません。

漢方薬では、安中散《あんちゅうさん》がお腹をあたためてくれ、冷えからくる腹痛を緩和します。胃腸が冷えやすい人は、安中散の入った漢方薬を常に1～2包携帯しておくといいでしょう。

そして言わずもがなですが、冷たい飲み物、食べ物は避けましょう。

パニック発作が起こったとき

パニック発作が起きると、極めて強い苦痛、不安、恐怖などが突然あらわれます。乗り物などの閉鎖空間や人ごみの中など、緊張や不安を感じるような場所で起こりやすいので、そのために外出が怖くなる人もいます。

それでも外出しなければならない場面では、生のレモンが役立ちます。レモンをくし形に切って小さな容器に入れ、夏場であれば保冷剤を巻いて持ち歩きましょう。

そして、**パニック発作が起こって、動悸《どうき》や息切れがしたり、気が動転したら、そのレモンをかじってください。**

強烈に酸っぱいレモンをかじることで、「酸っぱ！」と瞬間的に意識がそこに集中します。ワーッとなっている意識を、体のほうに強制的に向けるのです。

この方法で、パニック発作自体を治せるわけではありません。でも、ワーッと興奮している状態からパッと気をそらして、気持ちを紛らわせることはできます。

意識が切り替わるものであれば、酸っぱい梅干しや強烈なミントなどでもＯＫですが、刺激の度合いはレモンの酸っぱさが強いようです。

また、パニック発作やそれ以外でも、激しいめまいや立ちくらみが起きて気絶してしまいそう、というときは、すぐしゃがみましょう。

フラッとした状態をこらえて我慢していると、意識を失って倒れてしまい、それが大怪我につながる場合があります。

こらえて立っていようとせず、すぐにしゃがむことを意識づけてください。

こうした対処法を知っていれば、外出への不安も減らせると思います。何かが起きた際には、お役立てください。

おわりに

本書を最後までお読みくださり、ありがとうございます。

体（胃腸）と心は切っても切れない深い関係にあり、胃腸をあたためると心の不調が消えるということをご理解いただけたでしょうか。

それなのに私たちは、心が調子を崩したときほど、体のことをおろそかにしがちです。ストレスで暴飲暴食したり、逆に食事が面倒になり朝食抜きが習慣化したり、「どうせ眠れないんだから」と朝までスマホを見ていたり……。これらは胃腸にダメージを与えるので、心はますます不調になってしまいます。

ですから、「ちょっとメンタルの調子が落ちてるな……」というときこそ、体のこと、胃腸のことを気にかけるようにしてください。

うつうつして落ち込みやすくなった、ちょっとしたことですぐイライラするようになった、いつも何かが心配でざわざわしている……。そういった心のつらさを、自分の性格や考え方の問題だととらえて「変えなきゃ」と思っても、難しいし、しんどいですよね。

でも、「心の不調は胃腸から」と考えて、食べるものや食べ方をちょっと変えるだけなら、昨日より10分早く寝るだけなら、性格や考え方を変えるよりも、ずっと簡単にできるはずです。

「最近イライラしてるから、お昼にそばを食べてみよう」「なんだか心も体もだるいから、今夜はにんにくの入った料理を食べよう」「今日はモヤモヤしちゃったから、好きな香りの入浴剤を買って帰って、早めにお風呂に入って寝よう」というふうに、本書で紹介した食べ方や暮らし方を選べるようになれば、それが胃腸をいたわることになり、メンタルの調子を整えることにもなります。

胃腸は雄弁な臓器です。食事や睡眠が変わると、胃の不快感がなくなったり、食欲が正常に戻ったり、便の状態や回数が改善したりと、変化を実感しやすいと思います。

そして、胃腸が元気を取り戻せば、心にも必ずいい変化が起こります。

今のあなたにできることを、急がず、焦らず、ゆる～い気持ちで、ぜひ続けてみてください。

2024年6月

櫻井大典

参考文献

『暮らしの薬膳手帖』 国際中医薬膳管理師会 編
『先人に学ぶ 食品群別・効能別 どちらからも引ける 性味表大事典 改訂増補版』竹内郁子 編著（ブイツーソリューション）
『中医診断学ノート』内山恵子 著（東洋学術出版社）
『中医学ってなんだろう ①人間のしくみ』小金井信宏 著（東洋学術出版社）
『中医心理学 中国漢方心身医学』王米渠ほか 主編（たにぐち書店）
『中医学版 家庭の医学』森 雄材 著（法研）
『素問』新釈・小曽戸丈夫（たにぐち書店）
『霊枢』新釈・小曽戸丈夫（たにぐち書店）

櫻井大典（さくらい・だいすけ）

漢方コンサルタント。国際中医専門員。日本中医薬研究会会員。漢方薬局の三代目として生まれ育つ。カリフォルニア州立大学で心理学や代替医療を学び、帰国後はイスクラ中医薬研修塾で中医学を学ぶ。中国の首都医科大学附属北京中医医院や雲南省中医医院での研修を修了し、国際中医専門員A級資格を取得。年間数千件の健康相談を受け、これまでにのべ4万5千件以上の悩みに応えてきた。Xで発信されるやさしいメッセージと、簡単で実践しやすい健康法も大人気で、フォロワー数は18万人を超える。

X（旧Twitter）：@PandaKanpo
Threads：@pandakanpo
成城漢方たまり：https://tamarikanpo.com/

胃腸をあたためると心の不調が消える
心も体も自然と元気になる食事と暮らし

2024年7月9日　第1刷発行

著者	櫻井大典
発行人	土屋 徹
編集人	滝口勝弘
編集担当	酒井靖宏
発行所	株式会社Gakken
	〒141-8416　東京都品川区西五反田2-11-8
印刷所	中央精版印刷株式会社

●この本に関する各種お問い合わせ先
本の内容については、下記サイトのお問い合わせフォームよりお願いします。
https://www.corp-gakken.co.jp/contact/
在庫については　Tel 03-6431-1250（販売部）
不良品（落丁、乱丁）については　Tel 0570-000577
学研業務センター　〒354-0045 埼玉県入間郡三芳町上富279-1
上記以外のお問い合わせは　Tel 0570-056-710（学研グループ総合案内）